Inhalt

W0223161

Die andere Seite des Mutes

Mutige Menschen nötigen uns Respekt ab. Ob es sich um sportliche, politische, künstlerische, wissenschaftliche oder wirtschaftliche Leistungen handelt: Wir sind stolz auf mutige Zeitgenossen und stellen sie gerne als Vorbilder dar.

Bei aller Bewunderung für herausragende geistige und körperliche Leistungen vergessen wir aber allzu oft, daß es auch eine ganz andere Form des Mutes gibt: den Mut, zu einer nach wie vor nicht gesellschaftsfähigen Krankheit zu stehen und ohne zu beschönigen darüber zu sprechen. Statt Bewunderung ernten diese Menschen nicht selten Befremden, oft setzen sie sich gar dem Vorwurf aus, von ihrer Krankheit zu profitieren.

Die verschiedenen Formen der Krankheit Depression gehören zu den Leiden, über die meist nur hinter vorgehaltener Hand gesprochen wird und die die Betroffenen in doppelter Hinsicht ausgrenzen: Sie erfahren Ablehung und Unverständnis, nicht selten aus Unkenntnis der Sachlage. Und selbst wenn sie sich noch so viel Mühe geben, können sie häufig nicht am alltäglichen Geschehen teilnehmen.

Ruedi Josuran und Verena Hoehne gehören beide zu den Menschen, die an und unter Depressionen leiden. Ihr Mut, offen und ehrlich über ihr Leben mit dieser Krankheit zu sprechen, hat mich dazu bewogen, das vorliegende Buch herauszugeben.

Mit allem Respekt.

Januar 1999 — Anne Rüffer

Unterschiedliches Erleben von Depressionen

Liebe Verena,

ist es nicht seltsam: Da sind zwei Menschen, die in der Öffentlichkeit als erfolgreich, dynamisch und kommunikativ wahrgenommen werden, und dann stellt sich heraus, daß es in unserem Inneren ganz anders aussieht. Deine Anregung, dieses Buch gemeinsam zu schreiben, hat mich erstmals damit konfrontiert, daß eine Frau die Krankheit Depression völlig anders erleben könnte. Und nicht nur das innere Empfinden dürfte verschieden sein, sondern auch die Reaktionen des persönlichen Umfelds.

Meine Frau ist Krankenschwester und kann ihre berufliche Erfahrung mit Menschen, die nicht auf der Höhe sind, einbringen. Sie läßt mich in meinen depressiven Phasen in Ruhe und stellt keine großen Forderungen an mich, sie appelliert nicht an meinen Willen. Für meine beiden Kinder ist es hingegen nicht leicht zu sehen, wenn ihr Vater in diese Ebene abtaucht und an nichts mehr teilhaben kann.

Als ich 1997 in einer Fernsehsendung über meine Depression sprach, hat mich nicht nur die Anzahl der fast ausschließlich positiven Reaktionen überrascht, sondern besonders die Tatsache, daß sehr viele, ich würde sagen mindestens ein Drittel Männer darunter waren. Nahezu 200 Briefe und unzählige Anrufe habe ich erhalten, wildfremde Leute standen plötzlich bei uns zu Hause vor der Tür. An einen Mann erinnere ich mich noch ganz genau, einen Versicherungskaufmann, der heulend bei mir auf der Treppe stand und nicht mehr ein noch aus wußte. Wir haben lange miteinander geredet, und ich spürte, wieviel Überwindung es ihn gekostet hat, wie verzweifelt er gewesen sein muß, bis er diesen Schritt unternahm.

Auch in der Selbsthilfegruppe EQUILIBRIUM sehe ich oft diese Zerrissenheit meiner Geschlechtsgenossen. Vom einfachen Arbeiter bis zum Topmanager das gleiche tragische Bild: Wie sollen sie als starke Männer in der Welt bestehen können, während sie sich als winziges Häufchen Elend vorkommen und mit niemandem darüber reden können? Und dann empfinden sie es wie eine Offenbarung, wenn sie es erst einmal wagen, sich in einer Gruppe Gleichgesinnter zu öffnen. Was ich immer wieder herrlich finde in diesen EQUILIBRIUM-Gruppen, man trifft auf Männer, die sie selber sein und somit alle Erwartungen von außen auf die Seite stellen können. Das ständig gockelhafte Vormachen von unerschütterlicher Stärke fällt einfach weg. Diese Männer trauen sich zu weinen, sagen, daß sie sich schwach und unsicher, heimatlos fühlen. Man hat das Gefühl von Verbundenheit. EQUILIBRIUM ist jedoch kein weinerlicher Club, sondern ein Raum, in dem man Gefühle zulassen kann.

Euch Frauen wird bereits per se eine gewisse depressive Veranlagung zugesprochen. Man hört ja auch immer wieder von diesen Depressionen nach einer Schwangerschaft oder nach der Menopause. Wenigstens kennt man dort die Ursache, anstatt im dunkeln zu tappen. Demzufolge dürfte es Dir leichter fallen, darüber zu sprechen. Oder irre ich mich da?

Wenn man als Mann zugibt, depressiv zu sein, ist das ganz schön mutig, um nicht zu sagen wagemutig. Sofort tauchen Assoziationen wie »Schlappschwanz« oder »Weichling« auf. Und wer läßt sich das schon gerne sagen? Halt! Gesagt hat es niemand, aber oft glaubte ich, genau diese Gedanken gingen in den Köpfen um. Erinnerst Du Dich an die Bilder des schwer depressiven Prinz Claus, Ehemann der Königin Beatrix von Holland? Anfang der achtziger Jahre gingen diese Fotos in der Boulevardpresse um die Welt. Was für ein Bild des Jammers! So wollte ich nie werden, und selbst in den schwersten Zeiten, wenn mein Selbstverständnis als Mann nur noch aus Rissen bestand, konnte ich im Alltag gut funktionieren, es hat jedenfalls niemand etwas gemerkt. Nicht zuletzt wegen der Medikamente, gegen die ich mich lange gewehrt habe. Doch zu den Medikamenten später.

Hast Du irgendwelche Tricks angewendet, um die Depression zu verheimlichen? Ich meine spezifische Tricks als Frau? Vielleicht ist das ja auch nur eine Idee von mir und es gibt gar keine Tricks. Und auch keine weiblichen. Es ist nur so, daß ich halt immer noch dieses ungläubige Staunen in den Gesichtern sehe, à la »Du, als Mann?« Das sogenannte »Burn-out-Syndrom« scheint mir bei vielen Männern nichts anderes als eine klassische Depression zu sein. Offenbar klingt aber dieser Amerikanismus »gesünder« und damit gesellschaftsfähiger.

Gegen diese typisch männliche Art, alles tapfer und heroisch zu ertragen, bin ich mittlerweile allergisch. Klar, es braucht viel Mut, zu dieser Seite in sich zu stehen. Doch es findet eine so gewaltige Erleichterung statt, nicht länger den tatsächlichen (oder eingebildeten) Erwartungen an einen »starken Mann« entsprechen zu müssen, daß sich die Offenheit auszahlt. Für mich war es jedenfalls so. Und für Dich?

Auf Deine Antwort freut sich

Ruedi

Lieber Ruedi,

danke für Deinen Brief. Ich habe bisher noch nie über dieses Thema nachgedacht.

Aber wenn ich überlege, was mir damals an der Fernsehsendung mit Dir besonders gefallen hat, so war es sicherlich auch die Tatsache, daß ein Mann dermaßen klar über Depressionen sprechen kann. Gleichzeitig denke ich, daß wir beide – egal ob Mann oder Frau – einen Vorteil vielen andern gegenüber haben. Wir sind es gewohnt, in der Öffentlichkeit zu reden, das ist Bestandteil unseres Berufes. Ob wir allerdings ebenso leicht über ganz private Dinge sprechen, ist eine andere Frage.

Sicher hast Du recht, daß uns Frauen eher eine depressive Veranlagung zugesprochen wird. Aber da stutze ich schon. Täusche ich mich oder schwingt da nicht ganz leise auch etwas wohlwollend Patriarchalisches mit? »Die Frauen! So sind sie eben – immer ein bißchen hysterisch!« Und dagegen die armen Männer, die in dieser bösen Welt bestehen müssen … Sollten wir nicht vielleicht behutsam das tradierte Bild von Männern und Frauen ändern?

Um es ganz klar zu sagen: Nein, als Frau habe ich es – soweit ich es beurteilen kann – nicht leichter gehabt, über meine Depressionen zu sprechen. Und ich habe erst recht keine »spezifischen Tricks als Frau« angewendet. Wie stellst Du Dir das vor? Daß ich mit den Wimpern klimpere und sage: »Ich habe gerade so schreckliche Migräne«?!

Daß ich die Depression so lange Jahre vor mir selbst verheimlicht habe, beziehungsweise nicht wahrhaben wollte, kann man wohl kaum als Trick bezeichnen, eher als tiefverwurzelte Angst, nicht normal zu sein, was immer das heißen mag.

Und es ist noch komplizierter. Wenn Du mein »Familiengeheimnis« liest, weißt Du, daß der erste wichtige Mann in meinem Leben, nämlich mein Vater, keineswegs »heroisch und tapfer« war. Wenn ich es mir genau überlege, war er zumindest im privaten Bereich ein Weichling, ja geradezu »weibisch«. Und meine Mutter war die Tapfere, Heroische. Das verpflichtete.

Du erwähnst die Bilder des schwer depressiven Prinzen Claus. Ich kann mich nicht mehr daran erinnern, aber ich habe in den letzten Monaten zwei Zeitungsartikel ausgeschnitten, die ich bemerkenswert finde, vor allem weil sich offenbar etwas in der öffentlichen Meinung geändert hat.

Tages-Anzeiger, 1. September 1998
»Der norwegische Ministerpräsident Kjell Bondevik leidet wegen Überanstrengung an einer Depression, wie sein Büro am Montag mitteilte. Der Regierungschef werde deshalb eine Woche ausspannen, hieß es in einer Erklärung. Wegen der Erkrankung sagte Bondevik auch eine für den 7. bis 12. September geplante Nahostreise ab.«

Und im *Tages-Anzeiger* vom 10. November 1998 war zu lesen:
»...Die Ankündigung des kanadischen Verteidigungsministeriums, Generalleutnant Roméo Dallaire – Mitglied des Oberkommandos und einer der bekanntesten Generäle des Landes – habe einen unbefristeten Krankheitsurlaub erhalten, kam für die Öffentlichkeit sehr überraschend. Denn es sind nicht körperliche Beschwerden, die dem General zu schaffen machen, sondern psychologische Probleme... Dallaire, der die Uno-Blauhelme während des Genozids in Ruanda 1994 befehligte, wird noch immer gequält von dem, was er erlebt hat... Kürzlich brach er in einem Supermarkt in Tränen aus, als der Geruch frischer Früchte ihn an Ruanda erinnerte. Er begibt sich jetzt in eine intensive psychologische Behandlung.«

Erstaunlich, findest Du nicht auch? Kannst Du Dir vorstellen, daß man einen solchen Artikel noch vor wenigen Jahren veröffentlicht hätte? Könnte das heißen, daß das Stigma der Depression – gerade auch Männer betreffend – allmählich etwas aufgeweicht wird? Zumindest fängt man an, darüber zu schreiben.

Und schließlich noch zu Deiner letzten Frage. Seit kurzem hat sich, so glaube ich, etwas in mir selbst gewandelt. Ich sage unbefangener:

»Die letzten 4 1/2 Monate Depression waren schrecklich.«

Früher hätte ich vermutlich gesagt: »Mir ging es die letzten Monate schlecht.« Nun nenne ich das Kind beim Namen. Doch, ich verspüre dabei auch Erleichterung. Und ich bin vor allem verblüfft, wie leicht es geht.

Gerade heute habe ich etwas Merkwürdiges erlebt. Auf dem Weg zum Bahnhof erzählte mir ein berühmter Journalist, was er alles vor hat. Dann die Frage:

»Und was machst Du?« Ich erzählte knapp von unserem Buch, schilderte den Aufbau. Darauf er:

»Was hast denn DU mit Depressionen zu tun?«

Ich: »Ich habe seit 14 Jahren jedes Jahr im Schnitt 3–4 Monate Depressionen.«

Es folgte absolutes Schweigen. Und dies bei einem Journalisten, der sonst bei Gott nicht auf den Mund gefallen ist. Ich könnte nun rätseln, was in ihm vorgegangen ist, hätte ihn in ein Gespräch verwickeln können. Ich tat es nicht.

Eine Frage war gestellt worden, und ich hatte eine Antwort gegeben.

Es grüßt Dich herzlich Verena

Liebe Verena,

finde ich völlig in Ordnung, daß Du bei unserem Berufskollegen nicht tiefer gebohrt hast. Das Schweigen ist beredt genug, auch wenn es Dich vielleicht verletzt. Hat es das überhaupt?

Diese Zeitungsartikel über den norwegischen Ministerpräsidenten und den kanadischen Verteidigungsminister halte ich für bemerkenswert. Ob es damit zumindest in diesen beiden Ländern gelingt, das Tabu »Depression« ein wenig zu brechen? Denn nach wie vor gehören Depressionen zu den Krankheiten, über die man nur zu flüstern wagt. Und das auch meist nur hinter vorgehaltener Hand.

Diese Artikel sind noch in zweierlei Hinsicht interessant: es handelt sich bei beiden um öffentliche Personen. Und beide sind Politiker! Erinnert mich sehr an Ronald Reagans Brief 1994, in dem er den Amerikanern mitteilte, daß er nun die Alzheimer-Krankheit habe. Das hat damals weltweit für großes Aufsehen gesorgt. Hoffen wir, daß seine beiden depressiven Kollegen mit ihrer offenen Haltung ebenfalls Mitgefühl erhalten.

Bei aller Freude über diese Artikel ist mir doch etwas unbehaglich, nämlich bei der Frage, inwieweit die Veröffentlichung wirklich mit Zustimmung der beiden Politiker erfolgte.

Wenn Du mehr liest, spezifisch über Bondevik und Dallaire, würde mich das sehr interessieren.

Herzlichst, Ruedi

Übrigens: Ich bin einverstanden damit, daß in meinen Aussagen etwas »Patriarchalisches« mitschwingt. Meine Erfahrung ist einfach, daß depressive Männer anders damit umgehen. Die Männer sind Weltmeister im Verdrängen, sie gehen ins Restaurant und betrinken sich, Frauen stellen sich eher dem Problem. Ich habe so viele Kollegen, die sich der Realität einfach nicht stellen. Und das sind unter anderem auch Menschen, die verantwortungsvolle Positionen innehaben. Vor ein paar Tagen bekam ich einen Anruf von einem Direktor einer großen Schweizer Versicherung. Er sagte: »Ich kann es mir nicht leisten, mich dem zu stellen, sonst fällt bei mir alles zusammen.« Ich machte ihm Mut, in eine EQUILIBRIUM-Gruppe zu kommen, habe aber seitdem nichts mehr von ihm gehört. Der Anstoß muß natürlich schon von ihm kommen.

In der Art habe ich viele Bekanntschaften gemacht. Unter

anderem auch die eines Regisseurs, den ich nach einer Premiere getroffen habe.

»Ich habe das seit 15 Jahren, begann auch mal, Medikamente zu nehmen, ich kann es mir jedoch eigentlich gar nicht erlauben, depressiv zu sein«, sagt er.

Seine Frau war auch depressiv, stellte sich dem, ging sogar in eine Klinik, durchlief eine Therapie und hat das Problem heute mit einer Dosis Medikamente gut im Griff.

Also: Irgend etwas macht ihr Frauen anders!

Lieber Ruedi,

in Eile: Nein, das Schweigen des Journalisten hat mich nicht verletzt, im Gegenteil, es hat mich sogar ein bißchen stolz gemacht. Es hat mir bewiesen, daß ich mich zumindest Kollegen gegenüber, mit denen ich nicht allzu eng zu tun hatte, so gut zusammenreißen konnte, daß man mir nichts anmerkte. Zum andern: Schweigen ist nicht gleich Schweigen – sein Schweigen war betroffen, echt. Du hast mich durch Deine Reaktion darauf gebracht, daß ich bei passender Gelegenheit mit ihm darüber sprechen könnte.

Gruß! Verena

Darüber reden oder nicht?

Liebe Verena,

plagt Dich auch manchmal die Frage, ob Du »es« Deinem Vis-à-vis erzählen sollst? Und wenn ja, *wie* sagst Du es dann? Beiläufig oder provozierend, einfach so geradeaus oder eher versteckt in zarten Andeutungen?

Zwar gibt es die »Anleitung zum Unglücklichsein«, aber leider kein Handbuch, wie man anderen Menschen mitteilt, daß man zur Gruppe der Menschen gehört, die an und unter der Krankheit Depression leidet. Ein offenes Wort zur rechten Zeit – tja, aber...

Welche wohlgesetzten Worte soll man wählen, um zu sagen, wie es einem geht, und daß im Grunde gar nichts mehr geht? Ganz schön schwer. Da bekommt das Sprichwort von dem Wort, das einem buchstäblich im Hals stecken bleibt, eine überraschend handfeste Bedeutung.

Nicht zu unterschätzen ist auch die Überlegung, *wem* sage ich »es« (außer meinem Therapeuten). Meistens merken die Leute sowieso, daß etwas nicht stimmt. Allerdings nur *daß* und nicht was. Mir würde es auch nicht gerade einfallen, jemanden auf so etwas anzusprechen. Dabei benötigt man im Grunde in diesen Situationen nichts mehr als ein mitfühlendes Wort, das kann auch durchaus ein unausgesprochenes sein. Als ich genug Mut beisammen hatte – es könnte allerdings auch der entsprechend hohe Leidensdruck gewesen sein – habe ich zuerst mit meinem Hausarzt darüber gesprochen.

Da man »es« heute von mir weiß, werde ich immer öfter auch von wildfremden Leuten darauf angesprochen. Wohl weil sie in mir so eine Art »Experten« sehen. Ehrlicherweise muß ich aber auch zugeben, daß es mich jedesmal eine unglaubliche Anstrengung kostet, darüber zu reden.

Eine der wichtigsten Erfahrungen, die ich durch mein »Coming-out« machte, war, daß mir viele Leute sagten, sie hätten durch meine Beschreibung erstmals verstanden, wie es in einem depressiven Menschen aussieht, was die Betroffenen und ihre Angehörigen aushalten müssen. Das ist doch etwas sehr Wichtiges, und dafür lohnt es sich, offen darüber zu sprechen.

Wie denkst Du darüber? *Ruedi*

Lieber Ruedi,

wie redet man über die Depression? Und mit wem?

Ich käme sicher nicht auf die Idee, wildfremde Leute anzuquatschen – und wenn es mir noch so schlecht ginge. Nehmen wir aber mal an, es fragt jemand.

Nun, zunächst einmal habe ich den Eindruck, daß solche Fragen nicht allzu häufig vorkommen. Wer hat schon Lust, sich in fremde Angelegenheiten einzumischen? Wer hat schon die Zeit dazu? Diese Vorstellung von Mitgefühl müssen wir wohl – getrost oder ungetrost – ins Reich der Illusionen verbannen.

Sollte aber doch jemand fragen, dann fängt der Eiertanz an. So lange man sagt, man habe Kopfschmerzen oder sonst was Handfestes, darf man des Mitleids sicher sein. Sollte man sich aber auf die Äste hinauswagen, weil man denkt, der andere will es wirklich wissen, kann man seine Überraschungen erleben. Peinlich berührtes Schweigen ist eine mögliche Reaktion, plötzliche Eile des Wißbegierigen eine andere. Wie gesagt, ich spreche von Fremden.

Bei Bekannten oder gar Freunden ist die Sache anders. Ich habe erst kürzlich erlebt, daß mir eine Bekannte auf meine ehrlichen Worte hin genau so ehrlich sagte, wie es ihr seinerzeit ergangen ist. Am Schluß tauschten wir die Namen von Medikamenten aus. Und am gleichen Tag erzählte mir ein Kollege, sein Vater habe sich wegen Depressionen umgebracht. Da war ich es, die leer schlucken mußte.

Ich denke, daß es ganz wichtig ist, den richtigen Zeitpunkt zu erwischen, und überhaupt Zeit für ein solches Gespräch zu haben.

Es gibt aber auch Freunde, die seit meinen Depressionen nicht mehr so sehr meine Freunde sind. Entweder haben sie sich während meiner Depressionsphasen in Luft aufgelöst oder sie haben mich gekränkt oder sie haben mit völlig untauglichen Worten reagiert. Das war wirklich hart.

Eines Abends ging ich sehr vergnügt nach Hause. Auf dem Weg begegnete mir ein Nachbar. Auf die Frage, warum ich so vergnügt sei, sagte ich, ich hätte gerade mal wieder eine Depression hinter mich gebracht. Darauf er: Ich solle mal in Drittweltländer fahren, da würden mir die Depressionen schon vergehen. Ich war so gekränkt, daß ich in Tränen ausbrach. Ich weiß selber besser als besagter Herr, daß es Menschen gibt, denen es äußerlich gesehen viel schlechter geht als mir. Nur, dies nützt nichts, es erhöht nur die Schuldgefühle, mit denen man sich ohnehin herumschlägt.

Dann gibt es Bekannte, die, durchaus wohlmeinend, versuchen, die ganze Geschichte herunterzuspielen. Die etwa sagen:

»Weißt Du, ich habe auch meine schlechten Zeiten. Und dann setze ich mich einfach an einen ruhigen Ort, lasse meine Gedanken schweifen, relativiere alles, und mit der Zeit geht es mir wieder besser. Nein, einen Therapeuten habe ich noch nie gebraucht. Gottseidank.«

Da ist er wieder, der Makel: man selber braucht nämlich einen Therapeuten oder gar deren mehrere.

Eine besonders pikante Variante: Es geht einem wieder gut, man strahlt, ist ganz offensichtlich über den Berg. Und dann kommt jemand, zieht ein bedenkliches Gesicht und sagt: »Na ja, jetzt gerade geht es Dir gut, und das Wetter ist auch schön. Aber wenn es wieder grau wird? Was dann? Sei jetzt bloß nicht so überschwänglich, sei Dir immer bewußt, daß es Dir wieder schlecht gehen kann.«

Und dann möglicherweise noch der Zusatz: »Ich möchte Dir ja so wünschen, daß es anhält, aber...«

Ich finde das absolut unfair! Letztlich wissen wir Betroffenen – auch wenn wir auf anderes hoffen –, daß »es« wieder kommen kann. Aber bitte, bitte, laßt uns die Freude, wenn es uns gut geht! Freut euch mit uns! Und wenn Ihr Eure Bedenken unbedingt mitteilen müßt, sucht Euch einen guten Zeitpunkt dafür aus.

Und natürlich gibt es diejenigen, die einen großen Bogen um einen machen. Das tut weh. Das hat mir auch schon beruflich geschadet.

Aber es gibt auch Menschen, die einem sagen können, daß sie sich hilflos fühlen. Und das ist in Ordnung. Ich verstehe jeden, der damit nicht umgehen kann und rechne es ihm hoch an, wenn er zugibt, hilflos zu sein.

Wenn ich es fertig bringe, dem andern klar zu machen, daß er gar nichts tun muß, daß es völlig reicht, wenn er einen nicht scheut wie die Pest, sondern einfach da ist, dann ist schon viel gewonnen.

Ein Freund ruft mich in schlimmen Zeiten täglich dreimal an. Nein, nicht um über meine Depression zu sprechen, sondern einfach um zu plaudern, von irgendwelchen Dingen in der Zeitung zu erzählen oder was ihm gerade sonst noch einfällt. Er ist da, er hat keine Angst vor Depressionen, es langweilt oder stört ihn nie, auch wenn ich ihn zum tausendsten Mal in aller Herrgottsfrühe heulend anrufe.

Das ist mehr als man verlangen kann. Das ist ein Geschenk.

Liebe Grüße, Verena

Liebe Verena,

»Depression: So leidet Ruedi Josuran« hieß die Schlagzeile des *Blick*, als ich mich nach langen Überlegungen zur Teilnahme an der Fernsehdiskussion entschieden hatte.

Den eigenen Namen in diesem Zusammenhang zu sehen und gleichzeitig zu erkennen, nun wissen es alle – die Arbeitskollegen (die den *Blick* natürlich nie lesen würden...), die Nachbarn, der Vermieter, die Verkäuferin im Dorfladen, die Schulfreunde meiner Kinder – das war ganz schön happig. Vor allem, weil das Leiden zu diesem Zeitpunkt gar nicht zutraf. Außerdem, wenn man ganz tief in einer Depression steckt, kann man gar nicht darüber reden. Schon gar nicht im Fernsehen.

Klar, ich hatte Angst vor negativen Reaktionen, besonders in meinem beruflichen Umfeld. Ich wollte vor allem nicht auf die Krankheit reduziert werden, nicht einmal im positiven Sinne à la »gebt doch das Thema unserem Depressions-Experten«.

Und es stellte sich ganz massiv die Frage, was ich wohl verlieren könnte, vielleicht sogar meine Arbeit?

Meine Vorgesetzten beim Radio waren mit dem Auftritt einverstanden. Mit meiner Frau und einigen engen Vertrauten habe ich gesprochen, habe sie um Rat gefragt und mich dann für die Teilnahme entschieden. Bereut habe ich es bis heute nicht. Die Diskussion in der Öffentlichkeit bewirkte auch, daß Leute in hohen Positionen in der Medienwelt auf mich zukamen oder Prominente auf meinen Anrufbeantworter sprachen und sich bei mir bedankten. Manchmal hörte ich Sätze wie: »Du, ich habe das auch«, oder »mein Mann, meine Frau, mein Vater leiden unter Depressionen.« Wenn ich dann nachhakte, warum sie so ängstlich darauf bedacht sind, daß davon bloß nichts nach außen dringt, war die häufigste Antwort: »Weil ich dann meinen Job oder mein Image verliere.« Traurig, nicht wahr? Hier ist noch sehr viel zu tun bezüglich Ent-Tabuisierung.

Interessanterweise erlebte ich noch eine andere Form des Spießrutenlaufs. Ich merkte nämlich, daß mir einige Leute an Partys auswichen, die zuvor ganz unbefangen mit mir umgegangen waren. Und wenn ich auf sie zuging, verloren sie sich in irgendwelchen Gemeinplätzen – wo man früher rasch auf gemeinsame Interessen stieß, war nun plötzlich eine gähnende Leere. Das tat schon weh.

Oder Kollegen, denen man eine Nachricht auf dem Telefonbeantworter hinterließ, meldeten sich einfach nicht mehr. Ob sie wohl mit einem öffentlich bekannten Depressiven nichts zu tun haben wollten?

Eigentlich müßig, darüber zu spekulieren, denn ich habe mich nun einmal für das Dazustehen statt Verstecken entschieden, und das kann und will ich auch nicht mehr rückgängig machen. »Darüber reden« zur richtigen Zeit und mit den richtigen Menschen ist für mich mittlerweile eine Selbstverständlichkeit geworden.

Hingegen gibt es auch die Kehrseite. Eine schlimme Sache sind für mich die Depressiven, die ständig jammern, das Unproduktive beklagen, wahllos und ständig über ihre Krankheit schwadronieren, und den anderen somit auf den Wekker gehen.

Es ist wichtig, daß man Klage- und Trauerräume hat, vor allem in sich selbst, und daß man lernt, auch diese Gefühle auszudrücken. Es ist gut, daß es Entfaltungsorte gibt, wo man Wut und Trauer loswerden kann, wo Tränen fließen dürfen, wo man verweilen kann, bis die Verwundungen heilen, doch sollte dies möglichst nicht mit Selbstmitleid verbunden sein. Das Versinken in Selbstmitleid ist Gift, und zwar ein tödliches.

Wenn man sich nur noch in der eigenen Soße suhlt, sich beweint und im Lamentieren verharrt, kommt man nicht vom Fleck. Es hilft auch nichts, wenn andere das tun. Man muß eigene Schritte tun, selbst wenn damit manchmal ein Rückschritt verbunden ist, denn hundertprozentige

Sicherheit gibt es dabei nicht. Aber man muß irgendwo anfangen.

Bei den Tagungen von EQUILIBRIUM warne ich die Leute vor einer nicht zu unterschätzenden Gefahr: nämlich der, daß sie innerlich vereinsamen. Das trifft besonders die Menschen, die aus Angst vor dem Versagen kein Risiko mehr eingehen, sich aus Angst, jemand könnte hinter ihr Image schauen, nicht mehr mitteilen, die aus Angst, es könnte so aussehen, als bräuchten sie Hilfe, nicht mehr für ihre Verletzlichkeit einstehen.

Noch ein ganz anderer Punkt zu diesem Thema, und nicht gerade ein für mich sehr schmeichelhafter. Ich habe, wenn es mir ganz schlecht geht, folgendes Verhalten an den Tag gelegt: das vorsorglich sich selber Runterputzen. Was das ist? Nun: Indem ich mich selber vorsorglich schlecht machte, schützte ich mich automatisch gegen Verletzungen durch andere. Mit anderen Worten: Wer so bescheiden wirkt, darf mit Sympathie, oder besser, mit Mitleid rechnen. Clever, nicht wahr? Zumindest auf den ersten Blick. Letztlich ist ein solches Verhalten jedoch kontraproduktiv. Man kreist nur noch um die eigene Person, sucht Zuhörer, die einen trösten, anstatt die Situation aus eigener Verantwortung zu ändern. Man versucht, dieselbe abzuschieben und gerät damit immer tiefer in den Sog der Verzweiflung.

Herzlichst, Ruedi

Zum Verständnis depressiven Erlebens

Daniel Hell

Depressives Erleben ist so persönlich, daß jeder Versuch, es mit einigen Merkmalen einfangen zu wollen, von vornherein zum Scheitern verurteilt ist. Wahrscheinlich sollte jeder, der eine allumfassende Definition von depressiver Not zur Hand hat, als harmloser Phantast gelten.

Die niedergeschriebenen Erfahrungen von Ruedi Josuran und Verena Hoehne machen deutlich, daß depressives Erleben vielschichtig ist und unterschiedliche Facetten hat. Ruedi Josuran leidet an depressiven Verstimmungen, die sein Leben vorübergehend farblos und inhaltsarm machen. Trotzdem kann Ruedi Josuran auch im depressiven Zustand meistens noch weiterarbeiten. Verena Hoehne erleidet Höhen und Tiefen in extremerem Ausmaß und ist zeitweise völlig aus ihrem Arbeits- und Lebensrhythmus geworfen.

Beider Erleben ist sehr persönlich, und es ist nicht möglich, es in einen Algorithmus aufzulösen oder wie ein Computerprogramm zu definieren und zu behandeln. Trotzdem können sich Ruedi Josuran und Verena Hoehne miteinander verständigen, wie nur Menschen miteinander reden können, die eine gemeinsame Erfahrung gemacht haben.

Was ist das Gemeinsame dieser depressiven Erfahrung? Es ist zunächst das widerwillige Erleben, daß sie nicht empfinden und handeln können, wie sie es gewohnt sind. Es fehlt ihnen etwas schwer Definierbares, was sonst das Leben auszeichnet. Frau Hoehne nennt diesen Zustand deshalb »die Leere« oder »die Abwesenheit jeglichen Lebens«. Herr Josuran bezeichnet es als »Losigkeit«, als das Wegfallen aller Lebenseigenschaften. Das gewohnte Leben erscheint unterbrochen oder gar als abgebrochen. Andere Autoren haben vom »Stillstand des Lebens«, von der »Hemmung des Daseins« oder vom »lebendig Totsein« gesprochen.

Dieses Herausfallen aus dem aktiven Lebensbezug kann sehr unterschiedlich erlebt werden: Meist ruft es aber Angst, Schrecken und verzweifelte Gegenwehr hervor. Diese sekundären Empfindungen können dann die Grunderfahrung des depressiven Erlebens überdecken, so daß ängstliche, aggressive, scham- oder schuldvolle Gefühle und Verhaltensweisen das Erscheinungsbild prägen. Diese psychologisch nachvollziehbaren Symptome können übersehen lassen, daß die gemeinsame Grunderfahrung des Depressivseins nicht mit positiven Kriterien faßbar ist. Vielmehr fehlt den Depressiven etwas, das ihnen sonst selbstverständlich ist. Dieses Fehlende ist so grundlegend, daß es nur nachvollzogen, aber nicht erklärt werden kann. Deshalb können sich Verena Hoehne und Ruedi Josuran miteinander verständigen, während sie von anderen Menschen, die ihr Erleben nicht teilen, oft deplazierte Kommentare erhalten. Wie soll Hunger einem Menschen verständlich gemacht werden, der noch nie gehungert hat? Wie soll Sehnsucht nach dem Leben einem Menschen nahegebracht werden, der noch nie bei klarem Bewußtsein den Lebensvollzug eingebüßt hat? Wie soll ein Nicht-mehr-dabeisein mitten im Leben einem Menschen erklärt werden, der dieses Angehaltensein nicht kennt?

Wer unter einer Depression nur eine Sammlung von einzelnen Beschwerden versteht, hat den Kern des Leidens nicht begriffen. Ein Depressiver leidet nicht nur an Schlaf- oder Appetitlosigkeit, an Konzentrations- und Gedächtnisstörung, an Schuld- oder Angstgefühlen. Zwar treten solche Nöte zur depressiven Grunderfahrung meist hinzu, aber sie bilden gleichsam nur die äußere Schale des depressiven Erlebens, dessen Inneres sich dem symptomorientierten Zugang entzieht. Während sich die moderne psychiatrische Diagnostik auf die Symptomerfassung konzentriert, greifen depressive Menschen oft zu Bildern und Analogien, um das für sie zentrale Erleben auszudrücken. Depression wird beschrieben als eine Art »aufgezwungenes Wüstenerlebnis« (mitten unter Menschen), eine Form von »dunkler Nacht« (trotz hellem Tageslicht), als »Eingefrorensein« (umgeben von Wärme) oder als Ausdruck einer »seelischen Lähmung« (ohne körperliche Lähmungserscheinungen). Diese Bilder umfassen Raum und Zeit. Sie zeugen davon, daß in schwerer Depression nichts mehr ist, wie es vorher war. Und trotzdem hat sich äußerlich nichts verändert. Nur das Leben ist aus den Fugen geraten. Oder wie es der englische Dichter Coleridge formuliert hat:

»Ich sehe alles ganz genau,
Ich sehe, aber fühle nicht, wie schön es ist.«

Eine solche Erfahrung kann nicht positiv gefaßt werden. Die fehlenden Gefühle können nur über den Hinweis auf die einstmals vorhandenen beschrieben werden.

Depression ist deshalb nicht Traurigkeit. Viele Depressive wünschten sich, traurig sein zu können. Depression ist auch nicht einfach Angst. Depressive Menschen ängstigen sich zwar, aber auch dieses Gefühl wird eher lähmend als aktivierend erlebt. Das depressive Erleben ist: freudlos, interesse- und energielos, mut- und ratlos, gefühls- und beziehungslos. Diese Begriffe verweisen auf eine Art Herabgestimmtheit und Niedergeschlagenheit (lat. depressio = Niedergedrücktheit).

Zwei Mißverständnisse

Das Vakuum des depressiven Erlebens schafft einen Erklärungsnotstand und bringt zwei Interpretationsgefahren mit sich. Zum einen kann versucht werden, die Lücke des gegenwärtigen Erlebens mit zeitlich zurückliegenden Erfahrungen aufzufüllen. Zum andern scheint es verlockend, das Vakuum des Erlebens wie einen leeren Raum zu sehen, der sich anhand der Größe verschiedener Symptome vermessen und definieren läßt.

Der ersten Gefahr sind depressive Menschen und ihre behandelnden Ärzte vor allem in früheren Jahren verfallen. Wenn das aktuelle Erleben geschwächt ist, kann die Vergangenheit übermächtig werden. Alte Erinnerungen drängen sich auf. Da aber das rückblickend Wahrgenommene nicht neu erlebt und mit intentionaler Kraft erfüllt werden kann, scheint das Schicksal besiegelt. Ein unüberwindlicher Berg von unverrückbar Gegebenem stellt sich den depressiv erkrankten Menschen in den Weg. Ihre Vergangenheit erdrückt sie.

Wo nun diese rückwärts gerichtete Schau in die medizinische oder psychologische Sichtweise der Problematik aufgenommen und zur einzigen Begründung des depressiven Erlebens herausgegriffen wird, werden sich viele Betroffene in ihrem Eindruck des Ausgeliefertseins noch bestärkt fühlen. Schlimmer: Da das depressive Erleben kaum positive Aspekte zuläßt, wird durch eine zu früh einsetzende Bearbeitung der Vergangenheit der bisherige Lebensweg verdunkelt und in eine Perspektive von Schuld und Scham gerückt.

Die andere Gefahr, die aus der Negation depressiven Erlebens folgt, liegt im Bestreben, sich über das Fehlen eines positivistisch faßbaren Kriteriums depressiven Erlebens hinwegzusetzen und randständige Befunde wie Schlaf- und Appetitstörung oder Denk- und Konzentrationsverminderung zu Hauptkriterien der depressiven Problematik zu machen. Doch bleibt bei einem solchen Vorgehen das grundlegende Erleben unberührt und unverstanden. Der depressive Mensch sieht sich einer Vielzahl von Problemen gegenüber, die kein Ganzes ergeben und wie sinnlos hingeworfene Puzzlesteine seinen Weg verbauen.

Wo nun diese isolierende Betrachtungsweise zur medizinischen Hauptanschauung erklärt wird, findet sich der depressive Mensch einem kriteriengeleiteten Diagnoseschema gegenüber, das seine Problematik zur definierbaren Sache macht. Sein unbestimmtes Leiden – »seine Losigkeit« – wird aus einzelnen Bausteinen (wie Niedergeschlagenheit, Desinteresse, Schlaf-, Appetit- und Sexualstörung etc.) zusammengesetzt und bekommt einen Namen: Depression.

Eine solche Versachlichung des Leidens kann außerordentlich hilfreich sein. Besonders Menschen, die sich zuvor stark in Frage gestellt und an Scham- und Schuldgefühlen gelitten haben, fühlen sich durch eine klare Diagnostik entlastet. Aus einem Menschen, der sein Erleben nicht einzuordnen weiß und an sich zweifelt, wird ein Merkmalsträger einer definierten Störung, die sich in Symptome aufgliedern läßt.

Die Gefahr einer solchen Depressionsauffassung liegt in ihrer Ausschließlichkeit. Solange sie Menschen hilft, den Teufelskreis zwischen depressiver Hemmung und Selbstanklage mit medizinischen Mitteln zu durchbrechen, ist sie nötig und hilfreich. Wo sie aber einen persönlichen Zugang zum depressiven Erleben – im Sinne der Integration depressiven Erlebens in einen größeren biographischen Zusammenhang – erschwert, wird sie zum Problem.

In diesem Zusammenhang sehe ich die Aussage von Verena Hoehne, daß sie sich ihre Depression nicht nehmen lasse. Sie meint damit nichts Masochistisches, sondern besteht darauf, daß ihre Depressionen zu ihrem Leben gehören und sie sich verbäte, sie aus ihrem Lebensganzen zu streichen (oder was das gleiche ist: sie zu verdinglichen). Die Gefahr eines einseitigen symptomorientierten Verständnisses der Depression sehe ich in einer Loslösung des depressiven Lebens aus dem übrigen Lebensvollzug. Depressives Erleben wird zur ausschließlich pathologischen Sache, die – selbst in leichteren Fällen und im Rückblick – nicht in den Alltag und in die persönliche Geschichte integriert werden kann. Depressives Erleben verkommt von einer schlimmen Grenzerfahrung zu einer toten Angelegenheit, der auch nach überwundener Krise kein Botschaftscharakter und kein Bedeutungs- oder Sinngehalt zukommt.

Das persönliche Erleben des einzelnen löst sich in einer äußerlichen Beschreibung des Generalisierbaren auf. Die Depression verliert ihre Geschichte, ihre Gestalt und ihr Gesicht. Sie wird zur Sache, über die kein persönlicher Austausch mehr möglich ist.

Im psychiatrischen Alltag sehe ich – heute viel häufiger als früher – Menschen, die sich wie »depressive Merkmalsträger« verhalten. Sie suchen das depressive Erleben abzuschütteln, wie man Schmutz oder potentielle Eindringlinge loszuwerden sucht. Sie bekämpfen depressive Symptome als eine Art Fremdkörper, die nicht zu ihrem Leben gehören. Sie werden darin durch medizinische Vorstellungen und durch Erfolge mit symptomorientierten Therapieverfahren bestärkt. Diese Haltung wird zum Problem, wenn das depressive Erleben sich nicht ganz auflösen läßt, aber die Symptome weiterhin als von der Person unabhängige Eigenheiten verstanden werden. Dann wird ein immer größer werdender Lebensbereich als fremdartig und als unbegehbar empfunden – wie von feindlichen Eindringlingen besetzt. Schließlich kann ein Zustand auftreten, der den Menschen keinen »inneren Raum« mehr läßt. Dieser Zustand wird als besonders erbarmungslos empfunden, weil jeder Zugang zum depressiven Grunderleben verschlossen erscheint.

Eine gegensätzliche Entwicklung beschreibt Ruedi Josuran im Briefwechsel mit Verena Hoehne. Als es ihm gelingt, den depressiven Zustand besser zu akzeptieren, scheint sein Bann gebrochen. Je aufmerksamer und offener Ruedi Josuran sich selber als depressiv wahrnimmt, desto mehr büßt das depressive Geschehen an Schrecken und Macht ein. Eine solche scheinbar paradoxe Erfahrung setzt voraus, daß keine organische Störung vorliegt und sich der psychische Schmerz in Grenzen hält.

Solche Beobachtungen lassen mich den Schluß ziehen, daß das Verständnis depressiver Störungen über die Aufzählung einzelner Symptome hinausgehen und das depressive Grunderleben mit einschließen muß. Wie aber kann das Zustandekommen depressiven Erlebens erklärt werden? Diese Frage ist nicht mit Sicherheit zu beantworten. Viele neuere Befunde geben aber doch eine Vorstellung davon, unter welchen biologischen Voraussetzungen depressives Erleben entstehen könnte. Vielseitige andere Beobachtungen lassen auf einen Zusammenhang zwischen dem Auftreten von Depressionen und äußeren sowie inneren Belastungen schließen.

Symptome der Depression und Manie

Untenstehend sind die häufigsten Symptome von Depressionen und Manien aufgeführt. Anzahl, Schweregrad und Dauer der einzelnen Beschwerden unterscheiden sich von Person zu Person, gewisse Betroffene erleben viele, andere nur wenige Symptome.

Depression

- Anhaltende depressiv-gedrückte Stimmung
- Anhaltender Interessen- oder Freudeverlust an Aktivitäten, die üblicherweise angenehm waren
- Verlust des Selbstvertrauens
- Selbstvorwürfe und ausgeprägte Schuldgefühle
- Wiederkehrende Gedanken an Tod oder Suizid
- Grübeln oder Gedankenkreisen ohne erleichternde Lösung
- Schwierigkeiten, Entscheidungen zu fällen
- Vermindertes Denk- und Konzentrationsvermögen

Körperliche Symptome:
- Verminderter Antrieb oder gesteigerte Ermüdbarkeit
- Schlafstörungen mit morgendlichem Früherwachen, selten gesteigertes Schlafbedürfnis
- Morgendliches Stimmungstief mit abendlicher Aufhellung
- Appetit- und Gewichtsverlust, selten gesteigerter Appetit
- Abnahme sexueller Interessen
- Hartnäckige, nicht auf Behandlung ansprechende Beschwerden wie Kopfschmerzen, Ver-

dauungsprobleme, allgemeine Schwäche, Schwindel, chronische Schmerzen u. a.

Psychotische Symptome

- Wahn, zu verarmen, am Unglück der Welt Schuld zu sein, innerlich abzusterben, verfolgt zu werden, zum Untergang verurteilt zu sein, sich unrettbar versündigt zu haben usw.
- Sinnestäuschungen wie vorwurfsvolle Stimmen, die einem Sünde, Versagen und Wertlosigkeit vorwerfen. Das körperliche Empfinden, innerlich tot zu sein, Puls und Atem nicht mehr zu spüren. Das Riechen von Verwesung aus dem vermeintlich leblosen eigenen Körper.

Manie

- Anhaltende gehobene oder gereizte Stimmung
- Rededrang und Gedankenrasen
- Gesteigerte Aktivität, Ruhelosigkeit
- Vermindertes Schlafbedürfnis
- Verlust von sozialen Hemmungen, leichtfertiges Verhalten wie z. B. riskante Geldausgaben und Unternehmungen, rücksichtsloses Fahren
- Überhöhte Selbsteinschätzung
- Gesteigertes sexuelles Verlangen und Taktlosigkeit
- Bei Widerspruch Tendenz zu Aggressivität
- Psychotische Symptome wie Größen-/Allmachtswahn; Stimmen, die einem einreden, z. B. ein bedeutender Staatsmann, Gott, ein Heiler oder sonst eine Persönlichkeit mit außergewöhnlichen Fähigkeiten zu sein.

Nach Hell und Bridler 1997

Beruf

Lieber Ruedi,

Du hast im Zusammenhang mit Deinem »Outing« am Fernsehen davon gesprochen, daß Du Angst vor negativen Reaktionen hattest, besonders im beruflichen Umfeld. Wenn ich Deinen Brief richtig interpretiere, so haben sich diese Ängste als nichtig erwiesen.

Glück? Oder hält man sich – um es mal böse zu formulieren! – nun im Radio einen »Vorzeige-Depressiven«? Einen, der zum gewünschten Zeitpunkt sehr gut darüber sprechen kann, ansonsten aber seine Depression so weit zügelt, daß man nicht befürchten muß, er könnte mal unangenehm auffallen oder gar ausfallen?

Ich fange nämlich an, darüber nachzudenken, was mir beruflich in den letzten Jahren widerfahren ist, zumal ich jetzt gerade in so geballter Form alle meine früheren Therapiestunden Revue passieren lasse. Immer wieder kommt der Beruf vor, meine Angst, nicht mehr meinen Fähigkeiten entsprechend eingesetzt zu werden. Irgendwie kommt es mir seltsam vor, daß diese durchaus berechtigten Ängste angefangen haben, als ich zum ersten Mal Depressionen hatte. Versteht sich, ich hatte zwischendurch gute Zeiten, aber eben auch schlechte. Bisher habe ich das in Verbindung gebracht mit dem allgemeinen kulturellen Niedergang in allen Medien, mit der neuen »Infotainment«- Welle, mit der Tatsache, daß Frauen von einem gewissen Alter an offenbar nicht so repräsentationswürdig sind wie Männer im gleichen Alter, mit unglücklichen Zufällen oder was weiß ich allem.

Jetzt einmal angenommen, es hat mit meinen – zunächst sehr sorgsam geheimgehaltenen – Depressionen zu tun: Was war zuerst? Das Huhn oder das Ei?

Will sagen: Haben mich völlig normale Umstände, wie sie in jedem Betrieb vorkommen, so maßlos verzweifeln lassen, weil ich eben schon depressiv war, daß ich daraufhin falsch reagiert habe? Oder war es umgekehrt: War ich bereits nicht mehr in so blendender Form, daß sich einige sagten, auf die Hoehne ist kein rechter Verlaß?

Weißt Du, Ruedi, ich glaube, daß Du mit Deinem überzeugenden Auftritt im *Zischtigs-Club* sehr viele Sympathien gewonnen hast. Aber ich glaube ebenso daran, daß sich viele vor schleichenden Depressionen ihrer Kollegen fürchten und ihnen deshalb lieber aus dem Weg gehen. Ich habe immer öfter den Eindruck, daß viel mehr Mitarbeiter in unseren Medien Radio und Fernsehen – auch an höchster Position – an größeren und kleineren Depressionen leiden, aber den Teufel tun und darüber reden würden. Ich denke, Du hast diesbezüglich Deine Erfahrungen mit nicht genannt sein wollenden Kollegen gemacht!

Und die Ängste sind auch berechtigt. Wer in unserer Leistungsgesellschaft hat schon Lust, sich mit Problemen herumzuschlagen, sich womöglich unangenehm an eigene diffuse Ängste erinnert zu sehen?

Ich versuche diese ganze Angelegenheit nüchtern zu betrachten. Als Vorgesetzte würde ich mir überlegen, ob ich für eine schwierige, streßanfällige Arbeit jemanden einsetze, von dem ich vermute, daß er Depressionen hat. Was ich sicherlich täte: Ich würde mit der betreffenden Person darüber sprechen, mit ihr gemeinsam beraten, was sich tun läßt. Was ich nicht täte, was mir aber als Mitarbeiterin passiert ist, wäre, Versprechungen abzugeben und sie nicht einzuhalten. Und: Ich würde mich nicht vor einem solchen Gespräch drücken.

Ich weiß, es ist nicht leicht, mit Depressiven zu sprechen, vor allem, wenn man selber keine Ahnung von dieser Krankheit hat. Aber gerade in der heutigen Zeit, in der Fachuntersuchungen ergeben haben, daß Depressionen immer häufiger vorkommen, scheint es mir an der Zeit, sich mit diesem Thema fair auseinanderzusetzen.

Ich selber habe noch Glück gehabt. Ich habe und hatte Kollegen, die mir immer Aufträge gegeben haben, egal wie schlecht es mir ging. Und ich hatte auch das Glück, daß ich mich jedesmal nach einer Depression wieder aufgerappelt habe und dann mit unglaublicher Energie wieder eingestiegen bin – wenn es etwas zum Einsteigen gab...

Ruedi: Ich wage mir nicht auszumalen, wie viele Menschen, die sich nicht so gut ausdrücken können wie wir zwei, einfach untergehen. Die in einem Teufelskreis gefangen bleiben von Mißerfolgen und schlimmer werdenden Depressionen und dabei von der panischen Angst geplagt werden, den Job zu verlieren.

Oder die ihren Job schlicht und einfach verlieren.

Wenn wir Bücher lesen von depressiven Leuten, dann handelt es sich praktisch immer um Menschen, die es allem zum Trotz doch geschafft haben.

Und die andern? *Fragt Verena*

Liebe Verena,

mein Traumberuf stand schon ziemlich früh fest: Sportreporter wollte ich werden, im Fußballstadion von Lugano schaute ich als Bub sehnsüchtig auf die Tribüne, wo sich die Plätze der Reporter befanden. Dort wollte ich auch einmal sein, und zwar aus ganz verschiedenen Gründen: Erstens können sich diese Reporter jedes Spiel gratis anschauen, und zweitens kommen diese Reporter ganz nahe an die Stars heran, was mir damals sehr viel bedeutete.

Nach der Schule ging ich zur Sportinformation Zürich, einer Nachrichtenagentur, die Zeitungen und Zeitschriften, wie auch Radio und Fernsehen mit Sportinformationen beliefert. Dort machte ich eine Redaktionsausbildung parallel zur Handelsschule in Zürich. Es war eine klassische Ausbildung von der Pike auf. Ich machte alles, angefangen vom Resultate von Windhundrennen Entgegennehmen, Tabellen schreiben, Papierkörbe Leeren usw. Zwischendurch half ich meinem Vater, der ein Baugeschäft aufgebaut hatte, und bewarb mich für die Schauspielschule Zürich, fiel jedoch durch. Ein Prüfer gab mir die Adresse eines Schauspielers, der dann mit mir an Stimme und Sprache arbeitete. Auf diese Art und Weise hatte ich gute Karten, als die Zeit der Lokalradios begann. Ich kam zu *Radio Zürisee,* später ging ich zu *Radio 24,* danach kam das Angebot von *Radio DRS,* Regionaljournal Zürich-Schaffhausen und schließlich landete ich bei *Radio DRS 1* in der Moderation.

Es war eine gute Zeit, ich habe dort sehr viel Eigenständigkeit entwickelt, das große Handicap war jedoch, daß in dieser Zeit die Melancholie wieder stärker an den Tag trat, sie hinderte mich manchmal beim Arbeiten, hinderte mich, wirklich das zu bringen, was mir eigentlich möglich war. Ich litt damals sehr, mußte mich willentlich durchkämpfen, suchte jedoch noch keine professionelle Hilfe, da ich dachte, ich sei halt nun so. Ich hatte keine Ahnung, was mit mir los war. Danach bekam ich einen Tip, daß das Schweizer Fernsehen mit Tagesfernsehen beginnt, und dachte, dies wäre vielleicht für mich eine Möglichkeit, mit 35 Jahren ein neues Medium auszuprobieren. Ich bin dann auch angenommen worden und befand mich von Anfang an in einer Notsituation, da ich Leiter der Liveredaktion in einem für mich völlig neuen Medium mit sehr viel Administration wurde.

In dieser Streßzeit holte mich meine Vergangenheit ein, ich stieß sehr schnell an Grenzen, was nichts zu tun hatte mit meinem Können oder mit mangelnder Motivation, sondern mit körperlichen und vielleicht geistigen Grenzen, gegeben durch diese dunkeln Phasen, die immer wieder kamen. Ich trieb es dann wirklich weiter bis zum Geht-nicht-mehr, doch irgendwann war alles einfach zuviel, und zum ersten Mal in meinem Leben begann ich, dadurch daß ich beim Fernsehen aufhörte und ein paar Wochen Pause machte, die Sachen ganz gezielt mit professioneller Hilfe eines Arztes und dann auch mit einem Psychiater aufzuarbeiten.

Wir erkannten sehr schnell, daß ich mich jahre- bis jahrzehntelang komplett überfordert hatte und daß hier eine Problematik vorliegt, die ich, aufgrund der vorhandenen Merkmale, eigentlich schon viel früher hätte sehen müssen. Ich wurde in einen Sog gezogen und konnte nicht mehr mit voller Kraft handeln. Ich hatte eine Behinderung, von der ich jedoch nicht richtig verstand, was es ist. Ich versuchte, mit viel Wille und Verstand die Sachen anzugehen, kam jedoch nicht vorwärts. Es ist ein merkwürdiges Gefühl, ein Stück weit auch ein Absterben von Gefühlen, man kann nicht mehr richtig auf die Umgebung reagieren, kriegt die Signale nicht mehr richtig mit, kann aber auch selber nicht wirklich Signale setzen.

Ich habe alles mögliche versucht. Angefangen mit Kursbesuchen wie »Positives Denken«, ich begann Sport zu machen. Für Menschen, die zu Depressionen neigen, ist Bewegung etwas sehr Wichtiges. Ich begann mit Beschäftigungstherapie und Meditation, also auch Maltherapien, Musik, Trommeln. Ich probierte wirklich die ganze Palette, doch ich kam nicht weiter. Schließlich kaufte ich mir ein Medizinlexikon, schaute unter Depression nach, wühlte mich durch alle Symptome, bis mir plötzlich klar wurde: es kann nur das sein. Ehrlich gesagt, daran habe ich zuletzt gedacht. Ähnlich wie bei Alkoholikern, wenn man sie darauf anspricht, sagen sie: Ich doch nicht!, dabei saufen sie wie die Löcher.

Ein anderer Gedanke: Wie viele Mißverständnisse könnten vermieden werden, wenn man ehrlicher miteinander umgehen würde! Unsere Boulevard-Zeitung *Blick* hat in einer Schlagzeile darüber spekuliert, ob ich wohl Aids hätte, weil dieses Gerücht im Fernsehstudio herumginge. Mir kam das erst zu Ohren, als ich schon weg war, trotzdem fällt es schwer, über so etwas zu schmunzeln.

Meinen Weggang vom Fernsehen empfand ich lange als Prestigeverlust, letztlich redete ich mir auch ein, ich hätte es nicht geschafft. Und das, obwohl mir viele Kollegen attestierten, daß meine Arbeit vor der Kamera gut gewesen sei. Mir war klar, daß ich durch den Abgang ein Versager-Image am Halse hatte, das man nicht so schnell wieder los wird. Nun, ich weiß heute, daß ich unter normalen Umständen die geforderten Leistungen erbracht hätte. Aber es ist anders gekommen.

Oft hatte ich mir gewünscht, einer meiner Vorgesetzten hätte mich ganz direkt darauf angesprochen, auf mein merkwürdiges Verhalten, oder einfach gefragt, was denn mit mir los sei. Oder vielleicht ein geschulter Mitarbeiter aus der Personalabteilung.

Gottseidank gibt es in vielen Unternehmen mittlerweile Stellen, an die man sich wenden kann.

Herzlichst, Ruedi

Ich bin nicht depressiv!

Lieber Ruedi,

diesmal möchte ich Dir von meinem erbitterten Kampf gegen das Eingestehen meiner Krankheit, genannt Depression, erzählen.

Im Januar 1992 bin ich Dr. Bückert zum ersten Mal begegnet, empfohlen hatte ihn mir eine sehr liebe Freundin.

Vom ersten Moment an habe ich ihn als warmherzigen, sehr intelligenten, einfühlsamen und auch witzig-humorvollen Mann erlebt, was mich aber nicht daran hinderte, mit ihm über die Jahre hindurch auch erbitterte Kämpfe auszufechten.

Ich wehrte mich mit Händen und Füßen gegen seinen wiederholten Rat, in eine Klinik zu gehen, auch gegen Medikamente, und ich wehrte mich gegen die Depression überhaupt.

Ausschnitt aus einem Brief von Dr. Bückert an Frau Professor Woggon vom 5. November 1993:

Ich betreue Frau Hoehne seit drei Jahren als internistischer Hausarzt und als Psychotherapeut. Seit neun Jahren weist die Patientin eine periodisch auftretende schwere Depression auf, die sie ausgesprochen agitiert und mit starker Angstsymptomatik zeigt. In der Zwischenzeit ist die Patientin sehr aktiv und war bisher einer prophylaktischen psychotherapeutischen wie medikamentösen Absicherung gegenüber eher negativ ein-

gestellt. Zur Zeit ist die Depression sehr stark, verschärft durch eine berufliche und eine private Krise. Da die Patientin immer noch energisch einen Spitalaufenthalt ablehnt, eine Psychotherapie an sich für zu wenig optimal ansieht, mehr für eine körperorientierte Therapie ist, aber etwas Entsprechendes noch nicht gefunden hat, blieb mir als einziger Vorschlag nur eine medikamentöse Hilfe neben der psychotherapeutischen Betreuung. Frau Hoehne ist ausgesprochen medikamentenfeindlich, weist aber darauf hin, daß in den letzten neun Jahren praktisch sämtliche Antidepressiva schon einmal ausprobiert worden sind. Ich nenne nur einige: Gamonil, Anafranil, Floxyfral, Ludiomil, Aurorix, sowie Tranquillizer wie Bellergal, Deanxit, Tranxilium, Temesta. Ein Versuch, in diesem Herbst mit Lithiofor etwas zu verbessern, schlug durch Nichteinnahme des Medikamentes fehl. In dieser sehr schwierigen Situation habe ich der Patientin einerseits vorgeschlagen, sich von Ihnen als ausgesprochener Spezialistin beraten zu lassen, und sich zweitens eine entsprechende körperorientierte Therapieform zu suchen.

Ein halbes Jahr zuvor, 22. April 1993:

Einem Instinkt folgend, nehme ich mein Tonband mit in die Therapiestunde.

Erst rede ich lange über meine unerträglichen Gefühle und analysiere unentwegt berufliche Probleme:

»Ich existiere durchs Tun, durch Anerkennung. Im Moment bin ich aus dem Gleichgewicht, bin neidisch, bin all das nicht, was ich gerne wäre, nämlich gelassen, kreativ. Dazu kommt der Kummer, wie man am Fernsehen mit Kultur umgeht, und der ist uralt.

Ich muß einen Boden finden, ich finde mich absolut unerträglich, und auch alle möglichen Entschuldigungen nützen nichts. Am liebsten würde ich Sie fragen »Was soll ich denn machen?« Und dabei will ich nicht geschont werden! Ja, ich bin verzweifelt, aber ich bin nicht depressiv, nicht krank, sondern gekränkt. Ich könnte Bomben schmeißen.«

Und da meldet sich zum ersten Mal Dr. B: »*Bomben gegen was, gegen wen?*«

Kleine Pause, dann ich: »*Bomben gegen Gleichgültigkeit, gegen sogenannte Sparmaßnahmen, gegen unsinnige Kämpfe, gegen Kälte des Herzens, gegen meine Unfähigkeit, damit umgehen zu können.*«

Dr. B: »*Ich erlebe neben dem ganz realen Wichtigen, daß Sie eine Wand aufbauen, um das Kranksein draußen zu lassen.*«

Ich: »*Ich bin aber nicht krank! Ich bin stinknormal!*«

Dr. B: »*Was ich höre: ›Ich bin nicht krank, ich bin doch normal.‹ Kranksein also als abnormal. Das ist das Furchtbare...*«

Ich, sehr erregt, unterbreche ihn: »*Warum wollen Sie mich krank machen?*«

Dr. B: »*Ich will Sie nicht krank machen, ich will Ihnen zeigen, was Sie nicht zulassen: Daß Ihr jetziger Zustand nicht etwas ist, was Sie mit dem Willen überwinden können. Wenn Sie daraus wieder neue Vorwürfe gegen sich selber, wie Abnormalität, herausziehen, dann zwingen Sie sich auf einem Bein zu springen. Sie ignorieren damit, daß es Ihnen wegen der Depression jetzt nicht gut geht.*«

Ich: »*Wenn ich mir sagen würde, ich bin mental krank – was ja keine Schande sein muß, weil es hunderttausend andere Leute auch sind, dann...*«

– schreiend: »*...dann sacke ich ab, dann ist Schluß mit der Hoehne. Dann, dann...*«

Dr. B: »*Kranksein, das ist für Sie etwas...*«

Ich unterbreche ihn und schreie darüber: »*Ich reagiere doch nur ganz normal auf Dinge, die nicht gut sind. Das ist doch nicht krank, das ist doch gesund! Vielleicht nicht klug, aber...*«

Und nun unterbricht mich Dr. B. ganz ruhig: »*Was machen Sie denn mit jemand anderem, wenn er krank ist? Was machen Sie mit Ihrem Sohn, wenn er krank ist?*«

Ich, widerwillig: »*Von normalen Krankheiten wollen wir ja nicht reden.*«

Dr. B: »*Sehen Sie? Es fällt schon wieder das Wort ›normal‹. Es gibt nicht normal und unnormal. Was machen Sie, wenn er krank ist?*«

Ich: »*Gut, wenn er sagt, ich schaffe es nicht in der Schule, und ich merke, es stimmt nicht, dann sage ich ok, schauen wir es uns an, Punkt für Punkt.*«

Dr. B: »*Ich falle Ihnen ins Wort, das ist nicht Kranksein, was Sie da beschreiben. Sondern: Wenn Ihr Sohn keine Kraft hat, wenn er krank ist, was machen Sie dann mit ihm?*«

Ich: »*Wenn er krank ist, mach ich ihm Tee oder Wickel oder ich lese ihm vor und bin da.*«

Dr. B: »*Ja. Warum denn nicht…*«

Ich schreie in höchster Lautstärke: »*Aber warum soll ich, verdammt nochmal, krank sein, wenn ich nur völlig normal auf Dinge reagiere, aber vielleicht dummerweise etwas überdreht?*«

Dr. B: »*Neben dem Gekränktsein – und ich nehme dieses Wort gerne auf – besteht seit sechs Wochen ein depressiver Grundzustand, und das ist kein überdrehtes Gekränktsein.*«

Ich: »*Warum ist denn die Depression ausgebrochen? Doch nur, weil man mir etwas weggenommen hat. Persönlich hat mir das weh getan, weil ich mir vorkam wie eine Sache, nicht wie ein Mensch. Und dann ist es bergab gegangen, es ist ein klarer äußerer Grund. Ich bin nicht endogen depressiv oder manisch-depressiv oder sonst was. Wenn ich spüren würde, es stimme, was Sie da sagen, dann würde ich mich nicht so wehren. Aber ich habe das Gefühl, Sie nehmen mir die letzte Power.*«

Dr. B: »*Ich will Ihnen absolut nicht die Power nehmen, sondern ich versuche, Sie zu entlasten. Was Ihnen die Power nimmt, ist dieses ganz massive Ignorieren von einem zusätzlichen Zustand. Draußen passierte Schlechtes oder Gutes und – ich zitiere immer Ihre eigenen Worte – es hat furchtbare Leute gegeben um Sie herum, aber auch großartige. Das ist alles deutlich zum Tragen gekommen, wenn sich der Stimmungszustand von der Depression abgewandt hat. In der Depression ist die Scheibe, der Nebel, die Distanz immer da gewesen.«*

Ich, sehr erschöpft: *»Ich habe das Gefühl, wir entfernen uns unheimlich voneinander, Herr Dr. Bückert. Vielleicht liege ich ja falsch und Sie sind toll und haben jetzt einfach das Pech, daß hier eine vernagelte Frau sitzt. Aber es ist, als ob mir jemand sagt: ›Du lebst eben nicht.‹«*

Aber, in höchster Lautstärke: *»Ich lebe!«*

Pause. Ich: *»Und was machen wir jetzt? Dann bin ich eben krank. Ok. Und was jetzt?«*

Dr. B: *»Jetzt müßten, wie Sie es für Ihren Sohn machen würden, die Wickel kommen. Jetzt müßte Frau Hoehne auch mal dem Umstand Rechnung tragen und sich nicht in Programme reinjagen lassen, wo die Schwierigkeiten ja nur zuhauf liegen.«*

Völlig verbittert und atemlos, weil ich so verheult bin: *»Also mache ich etwas Massage dort und ein bißchen Akupunktur hier. Ich finde zwar, es bringt allenfalls einen Moment von Entspannung, aber letztlich doch nichts. Ich verwöhne mich wie eine Frau, die es sich leisten kann. Und finde es im Innersten nur schrecklich. Wohlverstanden: Ich finde es sehr schön, mich verwöhnen zu lassen, wenn ich in der Stimmung bin, aber wenn ich mir sage, das ist mir nun so verabreicht und ich muß mich jetzt gerne haben und ich muß jetzt zu mir schauen...*

...Ich schaue zu mir, indem ich...«

Ich schlage auf den Tisch –

»ARBEIT bekomme, indem ich...«

Schlag auf den Tisch

»... mit Leuten zusammen etwas mache, und nicht, indem ich mich in eine Ecke setze und mir sage, ich muß mir jetzt das und das gönnen. Ich spiele Tennis und sage mir ES IST GESUND, UNHEIMLICH GESUND. *Ich fühle mich zwar beschissen, aber es ist gesund. Verstehen Sie mich denn nicht?«*

Dr. B: *»Niemand hat von verwöhnten Hausfrauen oder Tennis geredet, es geht um eine antidepressive Therapie. Es geht um ein Tagesschema, um das ›Sich-nicht-hängen-lassen‹. Eine Klinik fällt weg, kommt bei Ihnen nach all unseren Erfahrungen nicht in Frage.«*

Ich: *»Ich habe eine derartige Abscheu über das, was ich jetzt über mich so zusammenrede. Das ist doch abstoßend. Und ich will, pardon, nicht abstoßend sein!«*

Dr. B: *»Warum empfinden Sie sich als abstoßend? Sie sind eine Frau, die Wut in sich hat, eine Frau, die unglücklich ist, eine Frau, die ganz viele reale und einfühlbare Gründe für diese Stimmung hat. Und Sie sind eine Frau, die durch diese depressive Stimmung gleichzeitig gefesselt ist. Weil das nicht sein darf und weil das wahnsinnige Angst auslöst, wird das nochmals zu einer Fessel. Und diese Fessel müssen wir lösen.«*

Ich, inzwischen ganz ruhig: *»Wie? Indem wir sagen: So ist es? Indem wir homöopathische Dosen verabreichen?«*

Dr. B: *»Es ist eine Abwehr da, Ihnen etwas geben zu dürfen. Ich nehme das Bild von Ihrem Sohn nochmals auf. Sie kommen mit Ihrer Suppe oder Ihrem Tee, und er schlägt Ihre Hand weg. Genau das passiert jetzt.«*

Ich: *»Herr Doktor, es dauert jetzt sieben Wochen, ich kann nicht mehr. Neulich morgens nahm ich Medikamente, aber ich weiß, was dann mit mir passiert. Es dämpft alles, ich kann dann noch ein bißchen weniger denken, ich bin vielleicht etwas umgänglicher, ein bißchen plemplem, aber ich will nicht plemplem sein.*

Ich will...«

Ganz leise und scharf –

»... *ich will da sein, verdammt nochmal. Ich will herausfinden, was ich falsch mache, falls ich etwas falsch mache und schauen, wie ich rauskomme. Aber ich will nicht einfach sagen ›Ich kann halt nichts dafür! Ich bin eben depressiv‹. Nein! Ich bin völlig normal.*«

Dr. B: »*Kein Mensch hat gesagt, Sie seien anormal. Das ist Ihre Angst. Das kommt dauernd, das ist DIE Angst, es ist mindestens schon dreimal heute vorgekommen.*«

Lange Pause, dann ich: »*Ich spüre im Moment etwas ganz Schlimmes: Es ist, als ob eine ganz gute Liebesgeschichte zu Ende ist, während man noch redet und redet.*«

Dr. B: »*Da habe ich eine andere Auffassung. Für mich heißt Liebe, den andern tragen, in welchem Zustand er auch immer ist. Für mich heißt Liebe, den andern auch tragen, wenn er abstoßend ist, wie Sie es nennen.*«

Ich: »*Ich begreife Sie nicht mehr. Ich spüre nichts. Ich bin letztes Jahr von Ihnen weggegangen, nicht weil ich es lustig finde, immer wegzugehen, ich habe es einfach nicht mehr ausgehalten.*«

Dr. B: »*Das wäre der Punkt, da müßte man eben – so weh es tut – aushalten, weitermachen. Es gibt da natürlich ganz viele ›aber‹ und Bedingungen, alles durch Ängste bedingt... Da müssen wir das nächste Mal darüber nachdenken. Die Zeit ist abgelaufen.*«

Verena

Meine liebe Brieffreundin,

nun schreibe ich Dir bereits wie einem längst vertrauten Freund, pardon: Freundin. Den Ausschnitt aus Deiner Therapiesitzung, als Du Dich mit Händen und Füßen dagegen gewehrt hast, als depressiv diagnostiziert zu werden, hat mich sehr nachdenklich gestimmt. Meine Erfahrung zeigt nämlich, daß Widerstand zwecklos ist, er wirft einen sogar noch mehr zurück.

Ich möchte einen Punkt Deines Therapeuten aufgreifen: Deine Angst als nicht normal zu gelten, weil Du Depressionen hast. Zumindest habe ich das so verstanden. Du wehrst Dich mit aller Kraft gegen die Diagnose. Warum eigentlich? Spielt die Diagnose denn für dich persönlich eine große Rolle?

Lassen wir einmal die gesellschaftlichen Interpretationen und Reaktionen beiseite, dann ist es doch eine so gute oder schlechte Krankheit wie jede andere auch, denke ich jedenfalls. Gut, ich hatte nie einen Totalausfall zu beklagen und habe sehr viel Verständnis durch meinen Arbeitgeber erfahren. Vermutlich und nicht zuletzt deshalb, weil ich das Kind beim Namen genannt habe. Seitdem man »es« weiß, ist für mich vieles einfacher geworden.

Vorher habe ich meine Umgebung zunehmend irritiert. Mein merkwürdiges blockiertes Verhalten bewirkte nämlich, daß sich die Menschen mehr und mehr zurückzogen. Da ich absolut kommunikationsunfähig war, strahlte ich nur Abwehr und Negativität aus.

Das blieb nicht ohne Folgen. Ich erlebte den Rückzug von einem nach dem anderen, es wurde geschwatzt hinter meinem Rücken, was natürlich das Schlimmste ist, da dies einen depressiven Menschen noch mehr in die Isolation drängt. Ich habe erlebt, daß, bis auf ganz wenige Ausnahmen, Menschen nicht fähig waren, auf meine Situation einzugehen. Manchmal waren diese negativen Reaktionen von anderen Menschen fast noch schlimmer zu ertragen als das, was ich im Moment mit mir selbst austragen mußte.

Das Fazit: Ich habe die Krankheit »Depression«, aber sie ist nur ein Teil von mir. Und Du? Wehrst Du Dich immer noch?

Auf Deine Antwort freut sich *Ruedi*

PS: Sich wehren bringt wirklich gar nichts, es verlängert nur unnötig den Leidensweg.

Lieber Ruedi,

Du stellst mir vielleicht Fragen!

Mit größter Überwindung würde ich zugeben: VIELLEICHT sind Depressionen ein Teil von mir. Aber wenn ich sie nicht habe – wie jetzt beispielsweise – neige ich sehr dazu, zu denken, das war einmal, das kommt nie wieder...

Und ob ich mich noch immer wehre? Aber sicher!!

Das Wort, das mich über viele Jahre hindurch fast rasend gemacht hat, war das vom »Loslassen«. Vielleicht haben die Leute ja recht, vielleicht hast Du mit Deinem letzten Satz recht. Bloß: Mir kommt die Galle hoch. Ich habe dann das Gefühl, man versucht meinen Willen zu brechen, mich selber zu brechen. Aber vielleicht bin ich einfach noch nicht reif genug?

Fragt Verena

Und was verstehst Du unter Depression?

Lieber Ruedi!

Man könnte eigentlich annehmen, daß es in der heutigen Zeit, in der so viel über Depressionen geschrieben wird, überflüssig ist zu sagen, was eine Depression ist und was nicht. Irrtum!

Ich habe vor wenigen Tagen die Probe aufs Exempel gemacht. Erst wollte ich von einem Freund wissen, wie er mich während der letzten Depression erlebt hat. Er antwortete, ich sei unkreativ gewesen, hätte Mühe gehabt mich zu konzentrieren. Meine sonst übliche Ausstrahlung habe mir gefehlt. Ich wollte Genaueres wissen. Ja, sagte er, das ginge doch jedem gleich, mal habe man größere, mal kleinere Depressionen. Es sei doch einfach so, daß man an manchen Tagen mit dem linken Bein aufstehe und eigentlich gar nicht wisse, warum alles schief geht.

Du weißt es, Ruedi, ich weiß es: Das sind keine Depressionen!

Auch wenn sich Depressionen verschieden äußern können, einiges ist ihnen doch gemeinsam. Es ist nicht einfach ein Gefühl von Unlust, es ist keine Trauer, es ist nicht Niedergeschlagenheit, die ein, zwei Tage andauert.

Es ist – für mich – ein Gefühl absoluter schreiender Panik.

Angst.

Todesangst.

Angst, mich aufzulösen.

Angst, daß es mich nicht mehr gibt.

Angst, daß ich an einem Spiegel vorbeigehen könnte und mich darin nicht mehr sehe.

Angst, die mir die Luft wegnimmt, die mein Herz rasen läßt, die macht, daß ich Blutungen bekomme und Durchfall.

Und wenn die Panik, durch Medikamente bedingt, nachläßt: Ein Gefühl absoluter Leere. Nicht die schöne vielbesungene buddhistische Leere, sondern Abwesenheit jeglichen Lebens, jeglicher Lebensberechtigung.

Ich sehe die Sonne, ich sehe blühende Bäume, ich sehe Menschen um mich herum, aber es macht alles keinen Sinn. Wenn ich Menschen lachen höre und sehe, kriecht Neid in mir hoch. Ich bin MITTENDRIN UND NICHT DABEI.

Und dann die Schuldgefühle, uns Betroffenen, so glaube ich, durchs Band hinweg zutiefst vertraut. Eigentlich »fehlt« uns ja nichts, wir haben alle Gliedmaßen, wir haben ein Dach über dem Kopf, zu essen. Vielleicht hapert es mit der Arbeit – da habe ich zumindest immer wieder mal Probleme gehabt. Aber ansonsten? Ich denke also an Menschen in Drittweltländern, die nichts zu essen haben, ich denke an Menschen in Kriegsgebieten, aber es tröstet mich nicht, im Gegenteil, »Trost« kommt mir zynisch vor. Es geht noch weiter und tiefer: Ich beneide Menschen, bei denen es um ihre Existenz geht, und die dennoch keine Depressionen haben.

Manchmal ist mir sogar der Gedanke gekommen, ich würde in einer Situation, in der ich meine Familie gegen feindliche Mächte verteidigen, in der ich um einen Laib Brot kämpfen müßte, keine Depressionen haben. Kindisch? Pervers? Ich weiß es nicht.

Ich habe mir auch überlegt, wie es wäre, wenn ich eine andere Krankheit hätte. Aus eigener Erfahrung kann ich über Tuberkulose sprechen. Als Kind habe ich wegen einer Hüfttuberkulose ein Jahr ununterbrochen im Streckbett gelegen, von den ganzen Jahren zu schweigen, die es dauerte, bis ich wieder normal gehen konnte. Ich habe eine Schilddrüsenerkrankung gehabt, an deren Operation ich fast gestorben wäre. Das alles waren kleine Fische gegen die Depression, denn damals konnte ich kämpfen, den Ärzten beweisen, daß sie unrecht haben mit ihren düsteren Prognosen, konnte alles daran setzen, wieder gesund zu werden mit Willen und Optimismus.

Ich möchte und kann nicht über Krebs urteilen, aber es gab dunkle Momente, in denen ich diese furchtbare Krankheit in meinen Gedanken erwog und überlegte, ob mir dann nicht zumindest Mitleid entgegenkäme.

Schockierend, nicht wahr?

Ich weiß ja wenig von Dir, aber ich weiß, daß Du Kinder hast und verheiratet bist. Ich war verheiratet, lebe aber schon lange ohne Partner, und manchmal denke ich, hätte ich einen Mann (natürlich einen wundervollen, versteht sich!), dann wäre alles anders, dann hätte ich keine Depressionen. Wie ist das bei Dir, wenn ich so direkt fragen darf?

Mir ist gerade ein Beispiel eingefallen zum Thema, was ist »normale« Trauer, was Depression. Die Aussicht, daß mein Sohn eines Tages studieren und das Haus verlassen würde, war mir klar. Und dennoch habe ich diesen Sommer geweint und geweint. Wenn ich mit Leuten über den Abschied von meinem Sohn sprach, kam fast unisono der Satz: »Das ist doch normal! Das ist der Lauf der Dinge!« Ich bin nicht ganz überzeugt, daß alle Mütter und Väter so denken im Innersten, aber ich war ja auch der Überzeugung, ich muß mich abnabeln. Die Trauer war das eine, und ich bin froh, daß ich zu meiner Trauer stehen konnte. Das andere war die Depression. Ich hatte völlig die Relation verloren, ich war in heller Panik, ich dachte, ich werde es nicht überstehen, am Abend nach Hause zu kommen und die Wohnung ist leer. Ich dachte buchstäblich, ich gehe daran zugrunde. Ich sah nur noch den Abgrund vor mir, verdarb, was ich eigentlich genießen wollte, zählte die Monate, Wochen und Tage, bis das Damoklesschwert herabsausen würde.

Das ist Depression, das ist ein »die Dinge nicht mehr so sehen, wie sie eigentlich sind.« Das sind Menschen, wie es Daniel Hell einmal in einem Fernsehgespräch formuliert hat, die etwas für sie Wichtiges nicht loslassen können, so daß die Sehnsucht nach dem Verlorenen ins Übermächtige wächst.

Wenn Du mich heute fragst: »Und jetzt, Verena, wie geht es Dir ohne Deinen Sohn?«, muß ich sagen: »Prima! Wir sehen uns ab und zu am Wochenende, wir telefonieren miteinander, mal vermisse ich ihn auch, aber alles in allem geht es sehr gut.«

Und das konnte ich mir noch Anfang Oktober nicht einmal in meiner blühendsten Phantasie vorstellen. Da gab es keine Brücke, kein gar nichts. Ich betone das deshalb mit solcher Verve, weil es wichtig ist, daß man die Begriffe Depression, Trauer, Niedergeschlagenheit, Stimmungsschwankungen genau auseinanderhält.

Ich freue mich auf Deine Reaktionen!

Deine Verena

Liebe Verena,

über Depressionen und ihre Ursachen gibt es wirklich unzählige Definitionen. Einige davon haben mich nachhaltig beeinflußt. Hier zum Beispiel die des Schweizer Theologen Erwin Anderegg, der 40 Jahre lang als Seelsorger in der Basler psychiatrischen Uniklinik tätig war:

»In der Schwermut legt sich bleierne Schwere auf das Gemüt und macht den Lebensmut flügellahm. Schuldvorstellungen lasten auf dem Herzen, Angstgefühle bauen sich zu Tag- und Nachttürmen auf, die zu ersteigen wie ein Zwang erscheint. Aber nirgends ist eine Treppe oder Leiter, mit deren Hilfe dies zu bewerkstelligen ist. Man fühlt sich wie gelähmt und weiß doch, daß man keine körper-

liche Lähmung hat. Man liegt im Bett und kann sich doch nicht ausruhen, die Erschöpfung ist total.«

Kennst Du das? Weißt Du wie sich das anfühlt? Ich bin mir fast sicher...

Ich habe über Rainer Maria Rilke – seine Gedichte gefallen mir besonders – etwas Interessantes gelesen, was auch sehr typisch für mich ist: Er weigerte sich, eine Therapie zu beginnen trotz seiner schweren psychischen Störungen. Seine Angst war, daß sein wahres Selbst durch eine Behandlung zerstört werden könnte und wie er es befürchtete: Mit den Teufeln könnten ihn auch die Engel verlassen. Ein faszinierender Satz, aber auch gefährlich.

Jemand, der mich sehr prägte und mir sehr gute Impulse gab, ist der katholische Theologe Romano Guardini, der immer wieder von der Schwere des Gemüts sprach. Sein Buch *Vom Sinn der Schwermut*, das 1949 in Zürich herauskam, ist für mich ein Standardwerk. Daraus hat mich eine Aussage sehr angesprochen:

»Eine Last liegt auf dem Menschen, die ihn niederdrückt, daß er in sich zusammensinke, daß die Spannung der Glieder und Organe nachlasse, daß Sinne, Triebe, Vorstellungen, Gedanken erlahmen, der Wille schlaff, Drang und Lust zu Werk und Kampf matt werden. Eine innere Fessel legt sich vom Gemüt her auf alles, was sonst frei springt, sich rührt und wirkt. Die Spannfrische des Entschlusses, die Kraft der klaren und scharfen Umreißung, der mutige Griff der Formung, das alles wird müde, gleichgültig. Der Mensch meistert das Leben nicht mehr, er kommt im drängenden Voran nicht mehr mit. Die Ereignisse knäueln sich um ihn, er sieht nicht mehr durch, mit einem Erlebnis wird er nicht mehr fertig, die Aufgabe türmt sich vor ihm wie ein Berg, unübersteiglich.«

Das entspricht ja oft genau dem depressiven Erleben, man sagt sich, niemand hat es so schwer wie ich, man ist überzeugt, nichts zu sein in allem, was man macht, das Selbstvertrauen ist im Keller, und man sieht nur Hindernisse. Es mangelt sicher auch an einem klaren und festen Auftreten gegenüber anderen Menschen. Das Dunkel oder die Leere ist die einzige Wahrheit, die man noch hat, die Wahrheiten, die man sonst im Leben hatte, bleiben verhüllt.

Es gibt jedoch einen anderen Typus von Depressiven, nämlich die sehr betriebsamen Menschen, die sehr viel Sport treiben, aktiv im Leben stehen und die Depression als schleichendes Lebensgefühl mit sich herumtragen. Auch dies ist Realität und wird zum Teil nicht zur Kenntnis genommen. Man merkt diesen Menschen die Depression nicht an, so, wie ich auch bei Dir nie auf die Idee gekommen wäre. Ich glaube zum Beispiel, daß bei vielen, die jetzt Viagra nehmen und impotent sind, ein Stück weit eine Depressivität dahinterliegt, die sich auf den Organismus auswirkt, auf die Vitalität. Ich habe diese These auch schon vor Ärzten vertreten, die mir nicht widersprachen.

Wenn ich Talkshows zu diesem Thema sah, habe ich mir Notizen gemacht. In einer davon habe ich den Wiener Psychiater Hans Lenz gehört, der die schwere Depression als die »Krankheit der Losigkeiten« bezeichnete. Menschen erfahren sich schlaflos, wertlos, lustlos, kraftlos, lieblos, gefühllos, freudlos, aber auch ohne Trauer, da alles dunkel ist. Die Losigkeit finde ich einen sehr treffenden und prägnanten Ausdruck.

Depressive erleben den Tag wie eine Straße, die kein Ende nimmt. Ohne Begrenzung, ohne Ziel zieht sich diese Straße hin, es fällt schwer, die Arbeit aus der Hand zu legen und den Feierabend zu genießen, sie finden keine Ruhe, Störungen beim Einschlafen oder ein typisch zerhackter Schlaf sind die Folgen. Am nächsten Morgen, wenn andere aufstehen und mit neuer Zuversicht oder mit einer neuen Zielsetzung in den Tag schreiten, da wollen Depressive die Nacht verlängern und das Tageslicht verweigern. Kleine Nichtigkeiten werden überbewertet, lösen Schuldgefühle aus, drücken den

Melancholisch-Depressiven immer mehr ins Dunkel. Die Gefühle stoßen ihn mehr und mehr ins Nichts, um so stärker, wenn andere sagen, nimm dich doch zusammen, es wird ja alles gut.

An einem Vormittag, als es mir wirklich schlecht ging, als ich völlig in der Leere saß, las ich ein Buch von Ludwig Völker *Komm, heilige Melancholie*, eine Anthologie deutscher Melancholie-Gedichte, und dort wird der dänische Denker Søren Kierkegaard, der selber depressiv war, zitiert:

»Es liegt in der Schwermut etwas Unerklärliches. Wer Leid oder Kummer hat, weiß, weshalb er traurig oder bekümmert ist. Fragt man einen Schwermütigen, was der Grund seiner Schwermut sei, was als Last auf ihn drücke, so wird er antworten, ich weiß es nicht, ich kann es nicht erklären. Darin liegt die Unendlichkeit der Schwermut. Jene Antwort ist durchaus richtig, denn sobald der Mensch den Grund weiß, ist die Schwermut behoben.«

Søren Kierkegaard fährt dann fort, und das entspricht genau dem, was ich erlebe, ich kann es einfach nicht so treffend ausdrücken:

»Außer meinem übrigen zahlreichen Umgangskreise, habe ich noch einen intimen Verwandten, meinen Trübsinn. Mitten in meiner Freude, mitten in meiner Arbeit winkt er mir, ruft mich zur Seite, obwohl ich leiblich an Ort und Stelle bleibe. Ja meine Schwermut ist die treuste Liebhaberin, die ich kennengelernt, was wunderts, daß ich sie wiederliebe.«

Dein Ruedi

Lieber Ruedi,

ja, ich bin wohl wirklich der Prototyp des aktiven Menschen, bei dem die Depression vermutlich schon jahrelang gemottet hat, bevor sie so stark wurde, daß ich sie nicht mehr verheimlichen konnte.

Und gerade weil ich von meinem ganzen Temperament her neugierig und eigentlich lebenslustig bin, konnte ich mir einfach lange nicht vorstellen, daß ich depressiv sein könnte. (Siehe auch mein Aufschrei damals bei Dr. Bückert.) Sogar heute, wo wir ja gemeinsam ein Buch über Depressionen schreiben, frage ich mich manchmal: Ist das alles wahr? Bin ich wirklich depressiv?

Soeben hat mir ein Freund einen Artikel aus dem *Stern* gegeben. Und da steht, daß es unter den Depressiven einen Patienten-Typus gibt, der bisher in der Psychiatrie kaum zur Kenntnis genommen worden ist, nämlich den des aktiven, sportlichen, lebenstüchtigen Menschen, der dennoch – und eben jahrelang versteckt – unter Depressionen leidet.

Prof. Hans-Ulrich Wittchen, Psychologe am Münchner Max-Planck-Institut für Psychiatrie, hielt diesen Typus lange für eine Randerscheinung, bis in einer jüngsten Untersuchung herauskam, daß dieser Typus fast ein Drittel aller unbehandelten Depressionen ausmacht. Der Aktivismus – mir zutiefst vertraut – ist nicht nur eine Abwehrstrategie, sondern auch Selbsttherapie. Aktivität weit über das normale Maß hinaus kann jahrelang über das bedrohliche Gefühl von Leere hinwegtäuschen, das Vertrackte ist bloß, daß es nach dem Gesetz der Drogen verläuft: Man braucht immer mehr »Stoff«, immer mehr Aktivitäten. Psychiater Stephan Volk (ebenfalls im *Stern*-Artikel) schildert dies sehr anschaulich:

»Das ist typisch für die aktiven Depressiven, sie begeben sich freiwillig in das Hamsterrad und rennen mit ungeheurer Energie gegen ihre Schwierigkeiten an, bis sie irgendwann die Kontrolle über das Tempo verlieren, vom Rad getrieben werden und um ihr Leben rennen müssen, um nicht zu stolpern und sich das Genick zu brechen.«

Das Ganze – um dem Kind doch auch noch einen Namen zu geben – nennt sich larvierte Depression.

Gruß! Verena

Hemmung der zentralen Exekutive

Daniel Hell

Die depressive Grunderfahrung der (räumlichen) Leere, des (zeitlichen) Stillstandes und der (mitmenschlichen) Entfremdung kann in Beziehung gesetzt werden zu einem regelmäßig beobachtbaren Grundmuster, das sich aus biologischen und sozialen Elementen zusammensetzt, weshalb ich vom biosozialem Grundmuster spreche, vgl. Abb. 1:

Biosoziales Grundmuster der Depression

Initiierungshemmung

→ Verlangsamung von mentalen Abläufen (z. B. denken, erinnern)

→ Verlangsamung von Bewegungsabläufen (Psychomotorik)

Hemmung von psychobiologischen Funktionen

→ (Schlaf, Appetit, Verdauung etc.)

Depressive Menschen weisen tendenziell eine Verlangsamung der Denk- und Erinnerungsvorgänge auf. Sie reagieren in Tests langsamer auf Reize und Fragen und haben vermehrt Mühe, Sachwissen aus dem Gedächtnis abzurufen. Gleichzeitig sind auch ihre Bewegungsabläufe gehemmt. Daneben sind viele vegetative Funktionen beeinträchtigt.

Bei genauerer Analyse zeigt sich, daß diese Verlangsamung der mentalen Funktionsabläufe bei depressiven Menschen vielfach dadurch zustande kommt, daß sie in depressivem Zustand eine längere Anlaufzeit benötigen als in normalen Zeiten oder als nichtdepressive Personen. Ist aber einmal ein mentaler Vorgang in Gang gesetzt, so kann er ungestört ablaufen. Es scheint sich also bei dieser Denk- und Gedächtnishemmung und bei weiteren mentalen Veränderungen mehr um eine Schwierigkeit der Planung und der Initiierung (des Einsetzens eines Vorganges) zu handeln, als um eine spezifische Funktionsstörung des betreffenden Vorganges. Auch ist die mentale Behinderung weitgehend auf den depressiven Zustand beschränkt und bei Abklingen der Depression reversibel.

Diese Befundlage ist so zusammengefaßt worden, daß bei depressiven Menschen eine vorübergehende Hemmung der zentralen Exekutive vorliege. Damit ist jene zentrale Funktion gemeint, die über den Einsatz verschiedenster Teilleistungen bestimmt. Hält diese zentrale Exekutive mit dem Befehl »go« zurück oder arbeitet sie langsamer, sind davon ganz unterschiedliche Hirnleistungen betroffen, ähnlich einer Verkehrszentrale, die bei langsamer Schaltung den Verkehr im ganzen Straßennetz zähflüssiger rollen läßt.

Man kann sich vorstellen, daß eine solche »zentrale Verkehrshemmung« mit einer Leistungseinschränkung des ganzen Organismus einhergeht und das Fehlen des normalen »Verkehrsflusses« zu einer Irritierung des Erlebens führt.

Die Funktion der zentralen Exekutive, die in der Depression gehemmt scheint, basiert hauptsächlich auf Vorgängen im Stirnhirn. Interessanterweise konnte neuerdings mit bildgebenden Verfahren (wie PET oder MRI) gezeigt werden, daß im depressiven Zustand vor allem Aktivitätsveränderungen in diesem Gehirnbereich auftreten. Damit scheint ein Zusammenhang zwischen depressiver Hemmung und Stirnhirnaktivität aufgezeigt zu sein.

Allerdings sind die Verhältnisse hoch komplex und betreffen unterschiedliche Hirnareale in unterschiedlicher Weise. Zum Teil sind auch die gleichen Hirnareale in verschiedenen Krankheitsstadien und bei unterschiedlichen Depressionstypen gegenläufig betroffen. So bestehen Hinweise, daß ein umschriebenes Stirnhirnareal im Kummer bei ›Trauerprozessen‹ aktiviert ist, aber desaktiviert wird, wenn der intensiv erlebte Kummer in einen eigentlichen Depressionszustand übergeht. Aufgrund solcher Befunde wird denn auch spekuliert, daß die Aktivierung bestimmter Stirnhirnareale mit der Intensivierung von Suchstrategien und Bewältigungsversuchen einhergeht und die depressive Desaktivierung zu einer Blockade dieser Informationsverarbeitung führt – vielleicht weil das System erschöpft ist oder der Kummer unerträglich bzw. nicht mehr integrierbar ist.

Zur Zeit steht noch völlig offen, wie die Aktivitätsschwankungen verschiedener Stirnhirnareale bei Auftreten einer Depression bzw. bei deren Abklingen zustande kommen. Elektromagnetische Stimulation umschriebener Stirnhirnareale, bildgebende Darstellungen verschiedener Hirnfunktionen bei unterschiedlich gestimmten Menschen sowie gezielte neuropsychologische Untersuchungsverfahren in Kombination mit bildgebenden und elektrophysiologischen Methoden werden derzeit fieberhaft eingesetzt, um weitere neurowissenschaftliche Kenntnisse zu erwerben.

Es ist aber daran zu denken, daß unser Gehirn nicht nur über soviel Neuronen und Synapsen verfügt, wie das Weltall Sterne hat. Das Gehirn des Menschen ist darüber hinaus ein lebendiges System, das sich selber organisiert. So sind zum Beispiel die Verbindungen der Hirnzellen untereinander – im Rahmen vorgegebener Möglichkeiten – einem ständigen An- und Aufbau unterworfen. Dabei ist der Spielraum der Selbstorganisation durch die Makrostruktur des Gehirns, durch genetische Dispositionen und durch die bisher erfolgte Gehirnentwicklung begrenzt.

So darf auch das depressive Geschehen nicht als Ereignis verstanden werden, das vorbestimmt zu einem bestimmten Zeitpunkt im Leben auftritt und automatisch wie ein Uhrwerk abläuft. Vielmehr handelt es sich um ein Geschehen, das unter bestimmten körperlichen, biographischen und/oder sozialen Bedingungen auftreten kann und, einmal ausgelöst, eine eigene Dynamik entwickelt. Da sowohl Auftreten wie Verlauf von vielen Einflußfaktoren abhängig sind, gibt es eine große Variationsbreite des depressiven Erlebens.

Die Weltgesundheitsbehörde (WHO) unterscheidet Depressionen schematisch nach dem Schweregrad und dem Verlaufstypus. Am häufigsten sind die sogenannten *depressiven Episoden,* die einmalig oder wiederholt auftreten können. Je nach Anzahl der Symptome und der Beeinträchtigung bei der Bewältigung des Alltages werden leichte bis schwere Zustände unterschieden. Depressive Episoden dauern unbehandelt zwischen wenigen Wochen und vielen Monaten, im Mittel um vier Monate.

Liegt eine leichtere, aber lang anhaltende Depression vor, die meist schon in der Jugend beginnt, wird von einer *Dysthymie* oder *depressiven Persönlichkeit* (früher auch depressive Neurose genannt) gesprochen. Solche milden und fast andauernd vorhandenen Depressionsformen prägen den Charakter eines Menschen und lassen ihn als schwermütig erscheinen.

Eine spezielle Verlaufsvariante ist die *manisch-depressive Erkrankung,* auch »bipolare affektive Störung« genannt. Im Unterschied zu den häufigeren rein depressiven Episoden treten hier manische und depressive Episoden im Wechsel auf. Diese Erkrankungsform hat besonders tiefgreifende soziale Auswirkungen und dürfte auch von besonderen biologischen Voraussetzungen abhängig sein.

Grundsätzlich kann zwischen *Risikofaktoren,* die das Auftreten einer Depression statistisch erhöhen, *Auslösefaktoren,* die dem unmittelbaren depressiven Erleben vorausgehen, und *Einflüssen*, die das einmal aufgetretene depressive Geschehen verstärken oder schwächen, unterschieden werden.

Zu den *Risikofaktoren* zählen genetische Anlage und biographische Erfahrungen. So findet sich bei manchen Betroffenen eine familiäre Häufung depressiver Störungen. In diesen Fällen ist das Erkrankungsrisiko gegenüber der übrigen Bevölkerung auf das Doppelte bis Dreifache erhöht. Trotzdem führt eine ererbte Verletzlichkeit nicht automatisch zum Auftreten einer Depression. Selbst 60 Prozent der Geschwister von eineiigen Zwillingen, die depressiv erkrankt sind, erleiden nicht das gleiche Schicksal. Im übrigen besteht bei der Mehrzahl der Menschen, die depressiv werden, keine familiäre Häufung von Depressionen.

Neben erblichen Einflüssen können biographische Erfahrungen (wie Mangel- und Spannungssituationen in der Kindheit) zu einem größeren Risiko führen, einmal im späteren Leben depressiv zu werden. Wer als Kind schmerzhafte Verluste erlebt hat, oder sich hilflos und dauernd überfordernden Situationen ausgesetzt gefühlt hat, wird späteren Trennungs- und Belastungssituationen gegenüber eine größere Verletzlichkeit zeigen. Dadurch können sich im Erwachsenenalter Belastungen ins Unerträgliche steigern und ein depressives Reaktionsmuster auslösen.

Der Zusammenhang zwischen frühkindlichem Verlust und Mangelsituationen sowie erhöhter Streßempfindlichkeit ist nicht nur bei Menschen zu beobachten, er läßt sich auch bei höheren Tieren nachweisen. So führen experimentell erzwungene Trennungssituationen von jungen Affen in deren späterem Leben zu Reaktionsmustern und biologischen Veränderungen, die mit neurobiologischen Befunden bei depressiven Menschen übereinstimmen.

Im allgemeinen gehen Depressionen mit einer Erhöhung des Streßhormons Cortisol einher. Dieser Anstieg beruht auf der Überaktivität eines relativ komplizierten Streßsystems, der sog. Streßachse, das tiefliegende Hirnteile (v. a. den Hypothalamus) mit der Nebennierenrinde verbindet. Sowohl klinische wie auch tierexperimentelle Befunde sprechen dafür, daß dieses Regulationssystem aufgrund genetischer oder biographischer Einflüsse so verändert ist, daß es auf Belastungen besonders intensiv und langanhaltend reagiert. In einem solchen Fall führen Streßbelastungen zu einer stärkeren Ausschüttung des Streßhormons, was wiederum zur Folge hat, daß Streß schlechter abgefangen werden kann.

Als *Auslösefaktoren* eines depressiven Geschehens sind vor allem soziale Belastungssituationen (wie berufliche Schwierigkeiten), emotionale Mangelzustände (wie anhaltende unzufriedene Ehebeziehungen) und Verluste (vor allem von Partnern, Eltern und Kindern) hervorzuheben. Das Gemeinsame dieser Auslösefaktoren scheint zu sein, daß sie einen Menschen an seiner verletzlichen Stelle treffen, so daß auslösendes Ereignis und persönliche Grundhaltung wie Schlüssel und Schloß zusammenpassen. Konsequenterweise sind Auslösefaktoren immer individuell zu bestimmen und können von Mensch zu Mensch sehr unterschiedlich sein. So kann eine soziale Zurücksetzung den einen Menschen furchtbar schmerzen, während ein anderer, der weniger ehrgeizig ist, darauf gelassener reagiert. Manchmal sind die auslösenden Faktoren auch deshalb schwierig zu erkennen, weil sie für Außenstehende trivial erscheinen. So kann Wohnungswechsel bei einer stark verwurzelten Persönlichkeit zu einem depressionsauslösenden Trauma werden, was weniger trennungsempfindlichen Menschen unverständlich erscheint. Zudem wirken nicht selten verschiedene kleinere

Verletzungen und Belastungen zusammen, so daß »der letzte Tropfen« unerheblich scheint und selbst für die Betroffenen als Auslösefaktor kaum nachvollziehbar ist. Am schwierigsten sind aber vielleicht erfreuliche Ereignisse (wie berufliche Beförderungen) als Auslösefaktoren von Depressionen zu verstehen, obwohl auch sie unter bestimmten Umständen zu innerer Belastung und schließlich Überforderung führen können.

Neben solchen psychosozialen Belastungen, deren Bedeutung nur im Einzelfall definierbar ist, können auch körperliche Erkrankungen oder deren eingreifende Behandlung (z. B. Cortisontherapie) Depressionen hervorrufen. Dabei verändern Körperkrankheiten bestimmte Hirnfunktionen wie die zentrale Exekutive oder die Streßregulation entweder direkt oder auf indirektem Weg, z. B. über den Weg einer erschöpfenden Belastung. Beispiele für direkte Wirkungen sind Entzündungen, Infarkte oder Tumore des Gehirns. Beispiele für indirekte Wirkungen sind Schilddrüsen-Unterfunktionen, chronische Schmerzerkrankungen oder andere konsumierende Körperkrankheiten. Auch Suchtkrankheiten haben häufig Depressionsfolgen. Schließlich können Störungen des Tagesrhythmus oder Lichtmangel zum Auftreten von Depressionen beitragen.

Neben Risiko- und Auslösefaktoren spielen weitere Einflüsse eine wesentliche Rolle für die Depressionsentwicklung. Diese *Einflußfaktoren* werden im allgemeinen unterschätzt und auch in Fachbüchern kaum behandelt. Es handelt sich um Einflüsse, die eine einmal aufgetretene depressive Reaktion begleiten und dazu beitragen, daß eine einsetzende depressive Blockade verstärkt oder abgeschwächt wird. Wie »Angst vor der Angst« eine Entwicklung der Angstkrankheit beeinflussen kann, spielt auch eine Art »Depression über die Depression« in der Depressionsentwicklung eine Rolle. So kann z. B. die Wahrnehmung einer beginnenden depressiven Hemmung zu einer alarmierenden Gegenreaktion führen, die die zugrundeliegende Belastung verstärkt, oder sie kann eher mit einer entlastenden Intervention einhergehen (vgl. Abb. 2).

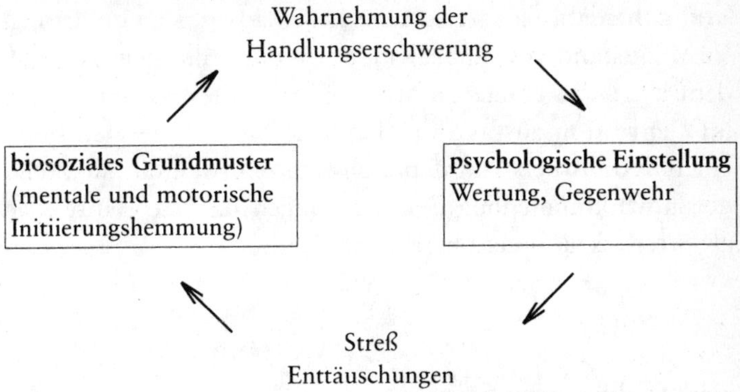

Es ist verständlich, daß vor allem Personen, die schon schwere Depressionen erlebt haben, sich heftig gegen erste Anzeichen einer erneuten depressiven Blockade aufbäumen. Umgekehrt kann ein Mensch, der bisher nur leichtere depressive Schwankungen erlebt hat, einer einsetzenden Depression gelassener gegenüberstehen. Die Reaktionsweise auf erste Anzeichen einer Depression wird aber auch von inneren Einstellungen (z. B. von Selbstvertrauen oder Selbstkritik) und von äußeren Umständen (z. B. vom Verständnis der Umgebung und vom Aufgabenbereich) abhängen.

Wer sich z. B. bei Auftreten einer depressiven Blockade selber verantwortlich macht und sich stark in Frage stellt oder wer aufgrund eines inneren großen Verpflichtungsgefühls eine Sache nicht ruhen lassen kann, wird sich bei beginnender depressiver Blockade fordern und schließlich überfordern. Dasselbe gilt natürlich auch für Personen, die sich aus äußeren Gründen keine Pause leisten können, etwa für eine Mutter mit kleinen Kindern ohne partnerschaftliche Unterstützung.

Nach groß angelegten englischen Untersuchungen sind es gerade solche Personengruppen, die besonders häufig Gefahr laufen, depressiv zu erkranken. Überforderte Mütter mit kleinen Kindern sind emotional und sozial stark belastet, haben aber auch nicht die Möglichkeit, sich im depressiven Zustand von ihren Kindern zurückzuziehen, um sich dem Druck zu entziehen und nur das zu leisten, was ihnen im Depressionszustand möglich ist. Dadurch geraten sie in einen Teufelskreis von depressiver Blockade und anhaltend neu hinzukommenden Enttäuschungen, die die Depression als Streßerkrankung unterhalten.

Schlußfolgerungen

Aus diesem komplexen Zusammenspiel verschiedener Einflußfaktoren erscheinen mir für die einzelne Person, die an einer Depression leidet, folgende Schlußfolgerungen wichtig:

1. Jede Depression hat ihr eigenes Gesicht. Bei aller Mannigfaltigkeit der Symptome ist das Erleben typischerweise bedrückt, bzw. ›herabgestimmt‹ und das Initiieren einer Handlung gehemmt.
2. Im Zustand der akuten Depression liegt eine Veränderung der Hirnaktivität vor, die das Fühlen, Denken, Erinnern und Handeln erschwert. Für diesen Zustand kann niemand selber verantwortlich gemacht werden.
3. Nach Aufhellung einer schweren Depression – oder bereits im Zustand leichterer Depressionen – ist es oft möglich, einzelne Risiko- und Auslösefaktoren herauszuarbeiten und sich eine Vorstellung davon zu machen, was zur Depressionsentwicklung beigetragen hat. Meist ist dazu eine therapeutisch erfahrene Bezugsperson eine Hilfe. Körperliche Ursachen wie chronische Körper-

krankheiten oder Substanzabhängigkeit (z. B. von Alkohol oder Kokain) sollen medizinisch ausgeschlossen werden.

4. Eine einmal vorhandene depressive Verletzlichkeit ist nicht einfach zu beseitigen, aber es ist meist möglich, mit Belastungen, die zu einer Depression geführt haben, in Zukunft anders umgehen zu lernen oder sie zu meiden suchen.
5. Depressionen haben eine Eigendynamik und sind immer nur im nachhinein deutbar. Als Lebensprozesse mit einer selbstorganisatorischen Komponente sind sie weder völlig berechenbar noch immer vermeidbar. Ein Wiederauftreten von Depressionen trotz prophylaktischer Bemühungen ist zwar enttäuschend, aber kein Beweis, versagt zu haben.
6. Weil keine Depression gleich ist wie die andere, ist ihr Bedeutungsgehalt immer nur individuell zu verstehen. Der Austausch mit anderen Menschen, die Depressionen erlebt haben, ist aber für viele eine Hilfe, das eigene depressive Erleben verstehen und akzeptieren zu lernen. Diese Akzeptanz ist die Voraussetzung, die Depression entweder als »Biest« zu behandeln oder als Dame in Schwarz »anzuhören«. Beides schließt ein Drittes aus: Sich über das depressive Erleben hinwegzusetzen, als bestünde es nur aus Symptomen und wäre nichts Persönliches.

Reiß Dich doch zusammen!

Kurze Notiz an Verena

»Reiß Dich doch zusammen«
»Nach Regen kommt auch wieder Sonnenschein«
»Wo ein Wille ist, ist auch ein Weg«

Meine absoluten »Lieblingssätze«!!! Und Deine?
fragt in Eile

Ruedi

Kurze Antwort an Ruedi

Deine drei »Lieblingssätze« kannst Du getrost auch bei mir einsetzen…

Dazu noch einer: »Nimm dich doch nicht so wichtig!«

Dieser Satz ist ein wahrer Hammer, er suggeriert dir, daß Du etwas Unanständiges tust, nämlich Dich in den Mittelpunkt des Universums stellen willst. Und dabei ist man ja gerade daran, irgendwo nach einem winzigen Fleckchen Ausschau zu halten, wo man sich ganz still verkrümeln könnte. Und außerdem appelliert er noch an den eigenen Humor, den man in diesem Zustand gar nicht haben kann. Denn: Wenn man selber nicht mehr wichtig ist, ist auch sonst nichts wichtig. Ich kann – dieser Satz muß einfach mal wieder gesagt sein – nur andere lieben, wenn ich mich selber liebe.

Ich glaube daran, daß Worte Waffen sind, die tödlich sein können, und dieser Satz »Nimm dich doch nicht so wichtig« ist ein tödlicher Satz.

Es grüßt Dich Verena

Liebe Verena,

die Behauptung, »Ihr Depressiven seid doch alle unglaubliche Egoisten«, stimmt insofern, als man sich in einer depressiven Phase sehr stark um die eigene Problematik dreht. Doch möchte ich den sehen, der bohrende Zahnschmerzen oder Migräne hat und dann noch groß an andere denken kann!

Sobald sich das schwarze Loch lichtet, ist es wichtig, daß man sich wieder anderen zuwendet und nicht ständig unproduktiv um sich selbst kreist. Es gab jemand im Radio, der mir sagte: »Du hast autistische Züge und es mangelt Dir an Teamfähigkeit.« Damals habe ich realisiert, daß man ganz bewußt auf andere zugehen muß, denn auch sie sind verunsichert und wissen nicht, inwieweit Nähe in Ordnung und gefragt ist. Also ist es ganz wichtig, daß man auch Aufgaben übernimmt, die für andere wichtig sind, damit man aus der Selbstzentriertheit herauskommt. Insofern kann ich diese Aussage, »Nimm dich nicht so wichtig«, nicht stehen lassen, da jeder Mensch für sich sehr wichtig ist und einzigartig.

Und ich merke auch, daß mir diese selbstherrlichen Bemerkungen dieser Leute gewaltig auf die Nerven gehen. Ehrlich, darum habe ich nicht die geringste Lust, mir diesen Sermon anzuhören und darüber zu diskutieren.

Herzlichst, Ruedi

Medikamente

Lieber Ruedi,

man spricht immer so viel über Medikamentenmißbrauch, aber wir – und ich vermute noch eine ganze Reihe von Depressiven – gehören sicherlich nicht dazu.

Ich kann mich erinnern, wie wir zum ersten Mal auf Anti-Depressiva zu sprechen kamen. Als uns die Depression zum ersten Mal »widerfuhr«, haben wir uns beide, jeder auf seine Art, mit Händen und Füßen gegen Medikamente gewehrt. Gemeinsam war uns das Argument: Ich will nicht abhängig werden von Medikamenten und vor allem: Ich will nicht, daß sich etwas in meiner Persönlichkeit durch die Einnahme von Anti-Depressiva verändert.

Wir beide haben unsere hehren Vorsätze über Bord geschmissen. Über Bord schmeißen müssen?

Ich wüßte gerne genauer, wie sich dieser Prozeß bei Dir abgespielt hat, denn ich meine mich zu erinnern, daß Du inzwischen ein Medikament gefunden hast, das Dir entspricht und das sehr schnell wirkt. Du Glückspilz...

Ich selber stecke gerade jetzt – September 1998 – in meinem ersten großen Versuch, endlich mal mit einem gehörigen Schub Medikamente dieser verdammten Depression zu Leibe zu rücken. Und ich fühle mich miserabel dabei. Nicht einmal, daß die Nebenwirkungen so gravierend wären, sondern die gesamte Lebensfreude ist im Eimer. Früher gab es nach dem schrecklichen Morgenloch durchaus Zeiten, in denen ich sehr vergnügt war, nun kämpfe ich eigentlich den ganzen Tag, und wenn ich nicht ganz konzentriert bin auf etwas, das meine ganze Aufmerksamkeit in Anspruch nimmt, sieche ich nur so vor mich hin. Oder bin todmüde, weil ich dann halt doch zur Feuerwehrspritze *Temesta* greife.

Aber fangen wir mit dem Anfang an: Als ich 1983 die ersten Depressionsanfälle hatte, verwahrte ich mich gegen jedes Medikament. Ja, ich war stolz, ich hatte das Gefühl, das brauche ich nicht, das ist etwas – mal drastisch ausgedrückt – für Schwächlinge, gar für Feiglinge, die ihr Leiden lieber runterbuttern wollen, statt sich ihren Problemen zu stellen.

Dann, über die Jahre hinweg, begann ich einzelne Medikamente zu nehmen, mit viel Herzklopfen und in erbärmlich geringer Dosis. Und kam damit auch noch aus einem anderen Grund in Clinch:

»Nein!« schrien Homöopathen und gleichgesinnte Freunde auf, »Chemie ist Gift. Was Du da nimmst, sind wahre Hämmer.« Mit einer Ausnahme verbaten mir die Therapeuten zwar nicht, Chemie in kleiner Dosis zu schlucken, aber sie gaben mir doch zu verstehen, daß es, vor allem für körperorientierte Arbeit, besser wäre, wenn ... Das verunsicherte mich gewaltig.

»Nein«, schüttelten auf der anderen Seite die herkömmlichen Ärzte ihre Köpfe, »in so kleiner Dosis nützt das nichts.« Fortschrittlichere unter ihnen meinten: »Wenn Sie erst mal aus dem größten Loch raus sind, dann könnten wir es ja mal behutsam mit der Homöopathie versuchen, aber jetzt: Nein.« Das Resultat: wiederum Verunsicherung.

Einer meiner wichtigsten Ärzte hat mir jahrelang von Diabetikern erzählt, die ihr Insulin lebensnotwendig brauchen, und mir gepredigt, daß eine Depression genauso eine Krankheit ist. Es hat lange gebraucht, bis ich diese »Einsicht« allmählich in mich einsickern ließ.

Gut, und wo stehe ich jetzt? Gar nirgends. Ich habe den ersten großen, sorgfältig angelegten Versuch gemacht, dann ebenso sorgfältig wieder rückgängig gemacht, weil das Resultat wenig ermutigend war, und bin jetzt beim zweiten Versuch. Und siehe Beginn dieses Briefes – ich fühle mich schrecklich.

Als es mich dieses Jahr Anfang Sommer wieder erwischte, habe ich von einem Buch gelesen: *Ich kann nicht wollen!*, geschrieben von Patienten, kommentiert von Frau Prof. Woggon. Da dieses Buch gerade nicht vorrätig war, bestellte ich es und vergaß es dann vorsätzlich. Viele Wochen später holte ich es ab, schnupperte erst mal oberflächlich drin rum, las mich dann fest und beschloß schließlich: Ich werde zu Frau Prof. Woggon gehen. Ihr Ruf ist klar: Sie gilt als DIE Spezialistin auf dem Gebiet der Medikamentation bei Depressionen. Und: Sie verabreicht große Dosierungen. Aber ich sagte mir, irgendwer und irgendwas muß ja wohl helfen.

Frau Woggon hat mich sehr freundlich empfangen, hat mir Mut gemacht und ist die ganze Liste möglicher Medikamente mit mir durchgegangen.

Dennoch, woran ich im Moment gar nicht denken darf: Wenn auch dieses zweite Medikament nicht hilft, weil der Schmerz zu groß ist? Was dann?

Herzlichst, Deine Verena

Liebe Verena,

medikamentöse Hilfe anzunehmen war etwas, was ich lange Zeit ablehnte, da es mein Weltbild durcheinanderbrachte. Mir paßte es ganz und gar nicht, daß ein paar Milligramm von einer bestimmten Substanz irgendwelche Ungleichgewichte im Hirn zurechtrücken können.

Heute muß ich sagen, daß die Medikamente wirkliche Fortschritte brachten. Sie bedeuten eine gewaltige Erleichterung für sehr viele Menschen und deren Angehörige und für mich einen ganz entscheidenden Durchbruch. Ich bin froh, daß ich, egal wie es weitergeht, jederzeit auf Medikamente zurückgreifen kann, und zwar im Wissen, daß sie mich stabilisieren und aus den Löchern holen.

Nach längerem Ausprobieren kam ich auf das richtige Medikament, das mir ermöglichte, Luft zu kriegen, zum ersten Mal so etwas wie Kraft zu spüren, Bewegung wahrzunehmen, vorwärts zu gehen, anstatt rückwärts gewendet zu sein. Eine gewisse Zuversicht stellte sich ein, parallel zur kognitiven Therapie. Bei der kognitiven Therapie arbeitet man ganz gezielt an den eigenen Gedankengängen. Aber das alleinige Arbeiten an den Gedankengängen hätte bei mir nicht gefruchtet, ich brauchte ganz klar Medikamente. Wie andere Menschen auch, von denen ich kurz erzählen möchte.

Ich kannte einen depressiven Pfarrer, der immer wieder mit der Frage kämpfte: »Genüge ich Gott und will mich Gott überhaupt auf dieser Welt?« Ihm haben die Medikamente geholfen, wieder klar zu denken. Mit einem Malermeister aus der Innerschweiz hatte ich einen längeren Briefkontakt. Er schrieb mir, daß er um zwei Uhr nachts aufstand, hellwach war, aber tagsüber einfach keine Energie aufbringen konnte und seine Arbeitsfähigkeit stark reduziert war. Ganz wenig von einem guten Anti-Depressivum, wobei auch er elf verschiedene Medikamente ausprobieren mußte, beseitigte die Symptome. Die ganze Umgebung war überrascht, wie sich dieser Mann verändert hatte aufgrund der paar Milligramm, wie er sich nicht mehr den ganzen Tag antreiben mußte, um etwas zustande zu bringen. Dies kommt mir sehr vertraut vor. Wenn man ständig gegen diese Antriebslosigkeit kämpfen muß, verbraucht man allein für diesen Vorgang sehr viel Energie. Auch ist es letztlich eine Frage der Lebensqualität.

Ich habe mich auch genau informiert über das Suchtpotential von Medikamenten. Meine eigene Erfahrung und die Erfahrung vieler anderer ist, daß sie nicht zur Abhängigkeit führen. Es gibt sicher Menschen, die für den Rest ihres Lebens Medikamente brauchen, was bestimmt nicht einfach zu akzeptieren ist. Allerdings: braucht jemand einen Rollstuhl, kann man sich auch darauf einstellen. Ein anderes Beispiel ist das der Brille: wenn ich schlecht sehe, dann brauche ich eine Brille, um besser zu sehen.

Es gibt zu Recht auch eine gesunde Skepsis gegenüber gewissen Psychiatern und Ärzten, die als verschreibungswütig gelten, weil sie Unmengen von Medikamenten verabreichen, obwohl man sich fragen müßte, ob es nicht noch einen anderen Zugang gibt.

Immer wieder höre ich auch den Einwand gegen Medikamente, daß diese die wirklichen Probleme verdecken oder den Kranken hindern, daran zu arbeiten. Das können allerdings nur Menschen so unbedarft hinausposaunen, die selbst nie von Depression heimgesucht wurden. Wenn ich sehe, wie jemand am Ertrinken ist, würde ich ihm sofort einen Rettungsring zuwerfen und nicht zuerst analysieren, warum er ins Wasser fiel.

Ich engagiere mich in der Patientenorganisation EQUILIBRIUM dafür, daß Patienten und Patientinnen mündig werden, d. h. daß sie bei der Medikamentenverordnung mitreden können. Medikamente erfüllen den gleichen Zweck wie der Gipsverband an einem gebrochenen Bein. Der Gips unterstützt die Heilung, läßt dem gebrochenen Knochen die notwendige Zeit, um zusammenzuwachsen, bis der Patient das Bein immer mehr und stärker belasten kann und der Gips schließlich überflüssig wird. Medikamente können denjenigen, dessen Leben in Bruch ging, solange stützen, bis er seelisch so weit geheilt ist, daß er wieder auf eigenen Beinen stehen kann. Mir ist auch vollkommen klar, daß ein Medikament nie die Lösung sein kann, es ist jedoch eine sehr wichtige Stütze, eine Krücke, die man – ohne schlechtes Gewissen – in Anspruch nehmen kann und darf.

Man muß allerdings ehrlich sein und sagen, daß Medikamente Nebenwirkungen haben. Was mich immer wieder erstaunte, war, daß die Ärzte keine genaue Auskunft über diese Nebenwirkungen geben und man diese nur erfährt, indem man den Beipackzettel studiert. Ich hatte häufig Mundtrockenheit, was ich in Kauf nahm, auch Übelkeit war mir nicht fremd, Schlaflosigkeit trat zum Teil auch ein, das heißt, je nach Dosierung war ich manchmal wieder zu aufgekratzt.

Die schlimmsten Nebenwirkungen waren jedoch die sexuellen Störungen. Man fühlt sich nicht mehr als Mann. Da können die schönsten Frauen vorbeistolzieren, man ist buchstäblich zu keiner Regung fähig, ich fühlte mich noch mehr vom Leben abgeschnitten, und ich mußte mich fragen, ob ich denn überhaupt noch für etwas zu gebrauchen bin. Die fehlende Sexualität ist ein Thema, das nicht unterschätzt werden darf, und die Pharmaindustrie müßte dahingehend ehrlicher sein. Glücklicherweise kommen immer bessere Medikamente auf den Markt, die es ermöglichen, fast nebenwirkungsfrei durchs Leben zu gehen.

Laß mich wissen, wie Du mit dem neuen Mittel zurechtkommst. Und gib nicht zu schnell auf.

Ruedi

Lieber Ruedi,

Du weißt es, alle Welt weiß es (ich meine natürlich die kleine Welt, in der ich mich bewege!): Ich bin wieder raus aus der Depression, Stand November 1998. Haben die Medikamente von Prof. Woggon geholfen?

Oder war die Depressionsphase einfach – quasi naturgemäß – wieder vorbei?

Oder hat mich die neue Therapeutin – neben Dr. Bückert, der so etwas wie die Supervision übernommen hat – beflügelt? Oder gibt es sonst noch Gründe? Ich weiß es nicht.

Was zu berichten ist: Ich nehme die Medikamente weiter. Eisern.

Verena

Liebe Verena,

bei der Suche nach dem richtigen Anti-Depressivum kommt man nicht darum herum, Geduld zu haben. Leider. Deshalb erscheint es mir von eminenter Wichtigkeit, daß ein Arzt einem Patienten nie das Gefühl geben darf, »für dich können wir jetzt nichts mehr tun«. Auch und gerade dann nicht, wenn selbst nach dem x-ten Medikament noch keine Besserung eingetreten ist.

Ich habe sieben oder acht verschiedene Medikamente ausprobiert, bevor es klick machte. Man darf einfach nicht zu früh aufgeben, und es braucht ganz klar einen Therapeuten oder Arzt, der einen ermutigt dranzubleiben, bis man etwas wirklich Passendes gefunden hat. Ich werde manchmal gefragt, was die Tabletten eigentlich bewirken. Bei mir war es so, daß ich das Gefühl hatte, es werde das Licht wieder angeknipst. Ich fühlte mich wacher, lebendiger, hatte mehr Antrieb.

Zu meinen konkreten Erfahrungen mit bestimmten Präparaten möchte ich zwei erwähnen: *Seropram* und *Fluctine*. Beide Medikamente habe ich bis zu ca. fünf Monate eingenommen, sie hatten eine günstige Wirkung auf mich, ich kam aus dem Loch heraus. Beide hatten jedoch Nebenwirkungen, die ich überhaupt nicht vertragen habe. Vor allem sexuelle Unempfindlichkeit, also Libidoverlust, was natürlich etwas sehr Schwerwiegendes ist, weil man sich plötzlich auch da nicht mehr als Mensch, respektive als Mann fühlt.

Auch im Gespräch mit Leuten in der Selbsthilfeorganisation EQUILIBRIUM habe ich das immer wieder vernommen. Das Medikament half zwar, aber das Problem ist die eingeschränkte Wahrnehmung. Sich nicht mehr zu spüren, scheint ein Basisproblem der Anti-Depressiva zu sein. Ich glaube jedoch und habe die Hoffnung, daß dies bei den neueren Medikamenten behoben sein wird.

Etwas, das ich immer wieder hörte und immer wieder

widerlegen mußte, ist die Ansicht, daß Medikamente euphorisieren. Anti-Depressiva stellen höchstens einen Zustand wieder her, der früher einmal war, jedoch machen sie auf keinen Fall aus einem Menschen x einen Menschen y.

Bei schwerkranken Patienten fördert die richtige Dosis des richtigen Medikamentes die Bewältigung der Störungen. Ich habe von Untersuchungen vernommen, die besagten, daß Denkprozesse von Depressiven sehr nachteilig beeinflußt sind und die richtige Behandlung es möglich mache, eher wie gesunde Menschen zu denken. Was ich auch bei Tagungen gehört habe, ist, daß man dazu übergeht, bei Menschen, die immer wieder Depressionen haben, eine Dauermedikation in geringen Mengen zu verabreichen, damit die Schutzhülle konstant vorhanden ist und es zu keinen schwerwiegenden Rückfällen mehr kommt.

Es ist mittlerweile so, daß körperbehinderte Menschen gesellschaftsfähig gut integriert sind, es gibt immer mehr Einrichtungen für sie wie Parkplätze, Sitzplätze, Behindertentoiletten, und das ist auch richtig so. Genau im gleichen Maße sollten wir lernen die Menschen, die Medikamente für ihr seelisches Gleichgewicht einnehmen, zu akzeptieren.

Heute nehme ich eigentlich keine Medikament mehr, ich sage bewußt eigentlich, weil ich ein bestimmtes Medikament in meinem Schrank habe und jederzeit darauf zurückgreifen kann. Allerdings würde ich nur ganz kleine Dosierungen nehmen, weil meine Erfahrung ist, daß ich das Medikament in ganz kleinen Dosen am besten vertrage.

Wirkt das neue Mittel schon oder ist es noch zu früh, etwas darüber zu sagen?

Ruedi

Lieber Ruedi,

heute nur in Eile: Danke, es geht prima mit den neuen Medikamenten. Bloß: Es ging früher ja schon zwischendurch prima, nur hat das leider auf Dauer nichts bedeutet.

Ich habe mich jetzt entschieden, eine – vielleicht lebenslängliche – *Lithium*-Therapie anzufangen. Ich habe alle meine Ärzte gefragt und sie fanden, doch, der Versuch lohne sich.

Frau Professor Woggon meinte, über den Daumen gepeilt würde ein Drittel der Patienten danach keine Depressionen mehr haben, ein Drittel hätte wesentlich geringere Depressionen, und nur ein Drittel reagiere nicht darauf.

Was mir etwas Sorgen macht: Ich habe ja nichts dagegen, daß die Tiefen nicht mehr vorkommen, aber die Höhen, die sogenannten manischen Phasen, habe ich in der milden Form, wie ich sie erlebte, eigentlich sehr gemocht!

Nun, wir werden sehen. Nächste Woche lasse ich die Blutuntersuchungen machen.

Herzlichst, Verena

Liebe Verena,

bin sehr gespannt zu hören, wie es Dir mit dem *Lithium* ergeht. Es ist ein Präparat, von dem ich überhaupt nichts weiß. Noch zu den Nebenwirkungen: Spüren Frauen auch den Libidoverlust oder ist das eher ein Problem des »starken Geschlechts«?

Auf bald, Ruedi

Lieber Ruedi,

Du sprichst Nebenwirkungen an. Klar, die kenne ich auch. Mundtrockenheit hat mir lange Zeit Probleme bereitet. Gerade wenn man berufshalber sprechen muß und dies – wie etwa bei meiner jahrelangen Arbeit als Off-Sprecherin der Tagesschau – noch unter Streß, dann kann es schon passieren, daß einem die Zunge am Gaumen kleben bleibt! Da hilft nur eins, viel trinken und zwar normales Leitungswasser. Aber die Trockenheit betrifft auch den ganzen Körper. Ich helfe mir jetzt halt mit sehr fetthaltigen Cremen. Neu ist, daß ich seit einigen Wochen meine Kontaktlinsen nicht mehr tragen kann, weil auch meine Augen so trocken sind, also trage ich eine Brille und hoffe, das legt sich wieder.

Mit manchen Medikamenten habe ich überhaupt keinen Alkohol mehr vertragen, mit meinen neuesten Medikamenten geht es so einigermaßen. Meine fast schon konstante Müdigkeit mag auch mit den Medikamenten zusammenhängen, da muß ich eben meinen Lebenslauf ändern und so viel und so häufig schlafen, wie es nur geht.

Du sprichst die Libido an. Während der Depressionen ist mein Sexualtrieb so gut wie nicht vorhanden.

Erst durch Deine Frage nach den Nebenwirkungen merke ich, daß ich mein Leben schon ziemlich verändert habe, aber gegen die Depressionen selbst sind all die Nebenwirkungen bedeutungslos.

Man arrangiert sich eben.

Mit lieben Grüßen, Verena

P.S. Ich nehme jetzt konstant Medikamente, neben dem *Lithium* auch Antidepressiva. Ich will – gewitzt durch jahrelange Erfahrung – einfach kein Risiko mehr eingehen.

Liebe Verena,

noch einmal etwas zu den Medikamenten. *Nefadar* ist ein Präparat, mit dem ich gute Erfahrungen machte und das praktisch keine Nebenwirkungen zeigt. Es hat bei mir in ganz geringen Dosierungen eine sehr positive Wirkung. Dies zeigt, wie wichtig es ist, nicht müde zu werden, eines nach dem anderen auszuprobieren. Manchmal bin ich mit meiner Ärztin die ganze Liste von möglichen Medikamenten durchgegangen und habe jedes einzelne mit ihr besprochen. Ich kam mir dann wie ein Drogensüchtiger vor, der seinen Stoff abholt. Auch dies ist ein Punkt, der nicht unwichtig ist im Zusammenhang mit Medikamenten.

Ich habe von einem Drogenfachmann gehört: »Menschen, die Anti-Depressiva nehmen, sind auch Drogensüchtige, da die Substanzen ähnlich oder gleich sind.« Ecstasy ist ja auch zum Beispiel ein *Serotonin*-Wiederaufnahmehemmer. Dieser Fachmann ging davon aus, daß in Zukunft aus ähnlichen Substanzen wie Ecstasy ganz neue Präparate auf den Markt kommen werden. Die Trennungslinie zwischen Drogen und Medikament ist demnach nicht mehr so groß. Der einzige Unterschied ist die kontrollierte Einnahme. Dies ist auch etwas, das mich ein Stück weit in die Ecke zwängt: Bin ich jetzt auch so weit?

Ruedi

Lieber Ruedi,

die Aussage des Drogenfachmanns hat mich ziemlich geärgert!

Da kämpft man jahrelang mit sich selber, versucht ohne Medikamente über die Runden zu kommen, und wenn man endlich eingesehen hat, daß Depression eine Krankheit ist, der man eben auch mit chemischen Mitteln zu Leibe rücken muß, kommt einer und redet, meinetwegen in der Sache korrekt, aber im Kontext meines Erachtens fahrlässig, von »Drogensüchtigen«.

Mein Antwort darauf: Ich kann nur hoffen, daß Menschen, die in der gleichen Zwickmühle sind, wie wir es jahrelang waren, sich nicht von solchen Fachleuten ins Bockshorn jagen lassen, sondern Ärzte finden, die – wie Deine Ärztin und bei mir Frau Professor Woggon – sorgfältig die Liste möglicher Medikamente durchgehen, auf Nebenwirkungen hinweisen und nicht aufgeben, wenn das erste Medikament nichts nützt.

Herzlichst, Verena

Wie kommt es dazu?

Liebe Verena,

im *Stern* las ich, daß sieben Prozent der amerikanischen Bevölkerung irgendwann im Laufe ihres Lebens Panikattacken bekommen, die oft mit depressiven Phasen verbunden sind, und daß die Rate bei nahen Verwandten auf fast 25 Prozent ansteigt. Was mich immer wieder beschäftigte, sind die Fragen: Ist diese Störung genetisch bedingt oder ist sie abhängig von äußeren Umständen? Macht die Gegenwart eines Familienmitgliedes, das Depressionen oder starke Ängste hat, anfälliger? Gibt es biologische oder genetische Unterschiede in diesen Familien, die die Mitglieder für solche Attacken empfänglicher macht? Wie kann man herausfinden, ob die Veranlagung oder die Erziehung dafür verantwortlich ist?

Man hat schon Zwillinge untersucht, aus Familien, bei denen ein Elternteil Panikattacken hatte. Eineiige Zwillinge haben genau dieselben Gene, zweieiige verschiedene, wachsen aber in derselben Umgebung auf. Wenn also Umwelteinflüsse die Hauptursache sind, müßten zweieiige Zwillinge genau so oft von Panikattacken befallen werden wie eineiige Zwillinge. Ist die Ursache genetisch, müßte die Krankheit bei beiden eineiigen Zwillingen auftreten, nicht aber unbedingt bei den zweieiigen.

Nachdem man also viele Zwillingspaare untersucht hatte, stellte sich heraus, wenn ein eineiiger Zwilling Panikattacken bekam, hat sie der andere eineiige Zwilling mit einer fünfmal höheren Wahrscheinlichkeit bekommen als der zweieiige Zwilling. Daß bestimmte Menschen anfälliger für Panikattacken sind, liegt offensichtlich an genetischen Faktoren. Welche biologischen Folgen dies mit sich trägt, ist für mich auch so eine offene Frage.

Ich las folgendes: 1946 haben Forschungsergebnisse zum ersten Mal Licht in das Rätsel gebracht. Man beobachtete, daß Patienten mit Panikattacken oft eine Abneigung gegen sportliche Aktivitäten haben, da sich ihre Angst bei körperlichen Tätigkeiten, die anstrengend sind, steigert. Man weiß, daß bei sportlichen Übungen Milchsäure produziert wird. Der Milchsäurespiegel war bei Panikpatienten wesentlich höher als bei gesunden Menschen. Zudem haben diese Patienten einen höheren Blutdruck und höhere Glukose- und Cortisolspiegel.

1967 hat jemand in Washington einigen Patienten mit Panikattacken Milchsäure injiziert und fand heraus, daß daraufhin eine Attacke folgte, die in der Intensität den schwersten Attacken auffallend nahe kam. Also, wer von vornherein keine Panikstörungen hatte, bekam auch keine, wenn ihm Milchsäure verabreicht wurde. Offenbar gibt es bei Patienten, die Panikattacken erlebt haben, Unterschiede in der körpereigenen Chemie. Dies erscheint mir sehr interessant.

Bei einer späteren Untersuchungen wurde aufgezeigt, daß gewisse Medikamente, wie z. B. Anti-Depressiva, eine Panikattacke, die durch Milchsäureinjektion initiiert wurde, verhindert oder zumindest abgeschwächt haben. Weitere Belege dafür, daß es bei gewissen Patienten chemische Unterschiede gibt, hat die Reaktion auf Koffein gebracht. Verabreichte man ihnen eine Dosis Koffein, die ca. vier bis fünf Tassen Kaffee entspricht, hat dies meistens zu einer Panikattacke geführt. Menschen ohne diesen Hintergrund haben jedoch keine Attacke gekriegt.

Solche Geschichten finde ich spannend. Man weiß ja, und

ich habe auch immer wieder selber erfahren, daß es nichts bringt, einem Patienten zu sagen: entspannen Sie sich und bauen Sie Ihre Angst ab. In sechs von zehn Fällen löst der Versuch, sich zu entspannen, sogar eine Attacke aus.

Meine These, die ich schon immer vertreten habe und die sich immer mehr erhärtet, ist, daß Angstzustände oder Depressionen nicht nur durch falsches Denken oder verkehrte Entscheidungen ausgelöst werden, sondern eben auch durch biologische oder chemische Faktoren. Dies ist für die Medizin keine Frage mehr. Man weiß nur noch nicht genau, von welcher Art diese biochemische Störung ist. Ich sage nicht, daß alle Ängste einen genetischen Ursprung haben oder diese Beschwerden unbedingt vererbbar sind. Ich denke jedoch, daß viele Menschen mit solchen Schwierigkeiten eindeutig biologische Anfälligkeiten dafür haben, weshalb man sie nicht verurteilen, sondern ihnen zur Seite stehen sollte.

Immer wieder wurde mir von Ärzten bestätigt, daß eine ganze Reihe von chemischen Veränderungen im Körper von Depressiven zeigt, daß die Krankheit auch biologische Ursachen hat. Dies schließt Veränderungen im neuro-hormonalen System ein, das den ganzen Körper beeinflußt, wie Appetit, Gewicht, Schlaf, Darmtätigkeit, Sexualtrieb. Es gibt natürlich auch andere biologische Veränderungen im Körper, die Depressionen verursachen. Bei Frauen kann zum Beispiel die weibliche Hormonveränderung für die prämenstruellen Depressionen verantwortlich sein. Viele Frauen, die prämenstruelle Depressionen hatten, haben später eine starke Depression. Die postnatalen Depressionen, die einige Frauen nach der Entbindung heimsuchen, sind ein weiteres Beispiel für körperliche Ursachen. Man kann sagen, und das ist meine Schlußfolgerung als Laie, bei depressiven Menschen ist der Stoffwechsel im Hirn herabgesetzt, durch Anti-Depressiva normalisiert er sich wieder.

Andere Studien zeigen bei Depressiven eine Reduzierung des Blutzuflusses zum Hirn von ca. 12 bis 15 Prozent. Weiter ist heute auch bekannt, daß Lichtmangel zu Depressionen führen kann. Das wäre dann die saisonale Depression. In Florida gibt es diese Störung zu einem Prozent, in New York zu fast fünf Prozent und in Alaska, wo die Winter lang und dunkel sind, werden zehn Prozent der Bevölkerung von dieser Art Depression befallen. Dies ist für mich ein klares Indiz, daß das Phänomen physisch ist. Die große Frage, die bestehen bleibt, ist: Verändert sich zuerst die Biochemie und verursacht Depression, oder ist es die Depression, die die Biochemie verändert? Wahrscheinlich ist beides möglich.

Da Verwandte von Depressiven für die Krankheit anfälliger sind, ist für mich klar, daß biologische Ursachen der Grund dafür sind. Die körpereigene Chemie der Familienmitglieder hat oft Ähnlichkeit. Mir sagte ein Arzt, daß ein bestimmtes Anti-Depressivum, das einem Familienmitglied sehr half, bei einem ebenfalls betroffenen Familienmitglied besser wirkt als ein anderes.

Der Grund, warum ich mich stark mit diesen Sachen auseinandersetze, ob es jetzt biologische Ursachen sind oder nicht, hat sicher mit mir selber zu tun, da ich als Journalist gewohnt bin, hinter Fakten zu schauen. Es ist für mich jedoch auch wichtig, daß es verschiedene Faktoren sind, die zur Depression führen, was mir hilft, mich selbst und andere nicht einfach zu verurteilen. Außerdem trägt ein besser verstandenes Krankheitsbild zur Hoffnung auf Besserung bei.

Kennt man die wahren Ursachen, quält man sich nicht mit falschen Schuldgefühlen und kann seine Kraft dazu brauchen, sich mit der Krankheit selber zu befassen. Zuckerkranke können zum Beispiel auf das Gewicht schauen, extreme Temperaturen vermeiden, sie können eine Diät einhalten, dem Streß aus dem Weg gehen, regelmäßig Insulin nehmen und haben sodann die Krankheit unter Kontrolle. Für uns Depressive heißt das, mit allen alten Denkmustern aufzuräumen.

Herzlichst, Ruedi

Lieber Ruedi,

ich bin – inzwischen – absolut Deiner Meinung, daß biologische oder chemische Faktoren eine gewaltige Rolle spielen in der Depressionsforschung, auch wenn noch andere Faktoren hinzukommen.

Auch ich habe natürlich Recherchen angestellt.

1. Zur saisonalen Depression, die durch Lichtmangel herbeigeführt wird. Ich habe mich schon sehr früh für dieses Phänomen interessiert, weil meine Depressionen jahrelang im November einsetzten, also in den kurzen dunklen Tagen. Die psychiatrische Universitätsklinik hat bereits in den 80er Jahren mit Lichttherapie begonnen. Ich habe damals die ausführlichen Fragebogen ausgefüllt und mir auch zweimal eine Leuchte für Lichttherapie (True-Lite Fluoreszenzröhren, die das sichtbare Spektrum des Lichtes praktisch simulieren können) ausgeliehen. Aber das Resultat war – für mich – enttäuschend.

2. Was mich hingegen sehr überrascht hat an Deinen Recherchen, ist der Umstand, daß Patienten mit Panikattacken negativ auf sportliche Aktivitäten reagieren sollen. Bei mir sind die Depressionen ja ganz eng an Panikanfälle gekoppelt, aber nach meiner Erfahrung hat mir sportliche Aktivität immer geholfen. Einer der besten Ratschläge lautete: Am Morgen, wenn es Dir ganz mies geht, raff Dich auf, geh aus dem Haus, renne oder gehe schnell, und zwar mindestens eine halbe Stunde. Das Problem bestand meist darin, daß ich mich so schlecht fühlte, daß ich zwar zu Hause auf und ab tigerte, aber nicht den Mumm hatte, mich anzuziehen und rauszugehen. Wenn ich es aber fertig brachte, ging es mir in der Tat nachher besser.

3. Was den Kaffeekonsum anbetrifft: ja, das stimmt bei mir. Zu viel Kaffee verschärft die Depression, und gerade wenn man sich so schlecht fühlt und todmüde ist neben dem Aufgedrehtsein – das ist ja die fürchterliche Mischung – neigt man dazu, mehr Kaffee trinken zu wollen.

4. Ernährung. Ich habe mich nie sonderlich um die Ernährung gekümmert, aber als ich 1993 für gute zwei Wochen in der Bircher Benner Klinik war – übrigens das einzige Mal, daß mir ein Klinikaufenthalt wirklich geholfen hat – hat das berühmte Bircher-Müsli und die ganze Kost – strikt ohne Kaffee, Tee, Fleisch, Alkohol – wirklich erstaunliche Resultate gezeigt. Nachdem ich zunächst das Credo »Eine möglichst naturbelassene, rohkostreiche, mehrheitlich vegetarische Vollwertdiät ist in jeglicher Hinsicht die gesundheitliche Idealnahrung des Menschen« belächelt hatte, wurde ich eines Besseren belehrt. Die Ernährung, die Homöopathie, die mir vom Chefarzt verabreicht wurde, der mich fünfmal pro Tag behandelte (sic!), Akupunktur, Fußreflexzonenmassagen, die Cranio Sacraltherapie (eine ganz sanfte Art Manipulation, die die blockierten Energien befreit) ausgeführt von einem begnadeten Therapeuten, dies alles half mir wieder auf die Beine.

Leider wurde kurz darauf die Bircher Benner Klinik geschlossen.

5. Etwas, was ich bisher nicht ausprobiert habe, was aber großen Erfolg haben soll, ist der Schlafentzug. Sollte ich nochmals eine Depression erleiden, werde ich das auch noch versuchen.

Deine Verena

Gefühle

Liebe Verena,

ein wenig beneide ich Dich, daß Du Deine Gefühle so frei von der Leber weg äußern kannst. Ich frage mich dann ernsthaft, ob es sich so leichter lebt, denn ich habe meine Gefühle immer nur indirekt geäußert durch Symbole, Rituale und mit einer gewissen Dramatik, was bestimmt auch etwas mit meiner südlichen Herkunft zu tun hat. So habe ich manchmal den Schmerz, also wirkliche Trauer und Angst vor Ablehnung, versucht zu mildern, frei nach dem Motto, wer direkt sehen will, wer ich bin, könnte den Anblick nicht aushalten.

Doch etwas, das mein Leben immer wieder beeinträchtigt hat, sind Neid und Eifersucht. Ich sah, daß Menschen um mich herum mehr Talent haben, ausgefallenere Ideen, mehr Geschmack an den Tag legten. Menschen, die Freude am Leben empfanden, habe ich beneidet. Auch in Sachen Beziehungen war ich sehr schnell eifersüchtig. Ich hatte Angst, jemand anders könnte für meine Partnerin attraktiver, origineller, interessanter sein. Ich habe Minderwertigkeitskomplexe, und die Melancholie oder die Schwermut sind eine süße Traurigkeit, die wie ein Nebel über dem ganzen Leben liegt. In der literarischen Romantik gab es immer wieder solche Passagen, Victor Hugo sagte einmal:

»Die Melancholie ist das Glück, traurig zu sein.«

Allerdings: Schmerz oder Depressivität sind nicht nur lähmend, sie können auch sehr schöpferisch sein, was die Geschichte immer wieder aufzeigt. Wenn man etwas Positives vermelden kann, dann dies: Die Depression hat auch ausgelöst, daß ich ein sehr großes Einfühlungsvermögen habe, daß ich Menschen in seelischer Not begleiten kann. Ich habe auch keine Angst vor schwierigen, komplizierten oder dunklen Gefühlen von anderen Leuten, da ich selber alles durchlebt habe. Ich kenne diese Hochs und Tiefs, kenne die Gefühlsnuancen, kenne die Abgründe von sehr vielen Menschen, da ich dieselben auch von mir kenne. Ich glaube, es ist eine Qualität von mir, daß ich mich in Menschen hineinversetzen kann, vor allem natürlich Menschen, die ähnliches erlebt haben. Auch bin ich überzeugt, daß Menschen, die sich in Krisensituationen befanden, sich mehr zu mir hingezogen fühlen als Menschen, die den klassischen *Winner*-Typ darstellen, dem alles gelingt und der nie große Probleme im Leben hatte.

Erwähnenswert ist auch, daß ich im Theater sitzen kann und mit dem Schauspieler mitleide, der unbedingt gut sein will an diesem Abend, mit dem Regisseur mitleide oder auch mit dem Publikum leide, wenn das Stück nicht gelungen ist. Ich kann also mehrere Standpunkte gleichzeitig einnehmen. Im Sport ist es sehr ähnlich. Ich kann plötzlich mit dem gegnerischen Trainer mitleiden, auch wenn es sich nicht um meine Lieblingsmannschaft handelt. Ich denke dann: Oh, wahrscheinlich wird er morgen entlassen.

Es ist klar, daß dieses Mitfühlen eine Ebene erreichen kann, an der man fast zerbricht. Ein leitender Arzt einer Psychiatrischen Klinik erzählte mir, daß er selber fast depressiv geworden sei bei der Behandlung von Depressiven, da auch er eine Ader dazu in sich trägt. Er mußte lernen, sich klar abzugrenzen.

Häufig habe ich meine Emotionen nicht als ein deutliches, bestimmtes Gefühl wahrgenommen, sondern eher als Verstimmung, und diese war oft sehr diffus und nicht einfach zu benennen. Das hat es mir auch schwer gemacht, mich gegenüber den Therapeuten konkret auszudrücken. Aber: Ohne die Farben der Emotionen wäre das Leben wenig überzeugend. Selbst Empfindungen, die man nicht sehr schätzt, wie Trauer und Schmerz, Eifersucht oder Angst, gehören für mich zum Leben und machen es lebenswert.

In den Therapien wollte ich immer herausfinden, was Gefühle ausdrücken möchten. Ich bin heute überzeugt, daß jedes Gefühl einen Grund hat und etwas aussagen möchte, es will mich fördern, warnen oder mir helfen, mich von etwas zu lösen.

Zwei Bilder, die mir immer wieder in der Therapie begegneten, sind bremsen und Gas geben. Das wollen die Gefühle letztlich. Schwierig ist es natürlich, wenn wir von unseren Emotionen gesteuert werden, also wenn wir nicht mehr das tun, was wir eigentlich wollen, was wir herausgefunden hatten oder uns vornahmen.

Mir half dann das Bild von einem Auto: Niemand wird weiterfahren, wenn der Motor nicht in Ordnung ist, er hört Nebengeräusche, die ihn stutzig machen, oder er entdeckt einen Defekt, da zuviel Benzin verbraucht wird. Es muß ja nicht immer gerade ein totaler Motorschaden entstehen, bevor man in die Werkstatt geht und sich helfen läßt. Leider gehen viele Menschen mit ihren Emotionen um wie ein unvernünftiger Autofahrer: Sie merken schon lange, daß der Schwung fehlt, spüren Nebengeräusche durch das Zusammensein mit anderen Menschen, ärgern sich über Gefühlsausbrüche am falschen Ort und zur falschen Zeit, sie merken, wie vieles ohne ersichtlichen Grund kaputtgeht in ihrem Leben, leben aber so weiter wie zuvor.

Für mich sind Gefühle gut, wertvoll, lebenswichtig und fördernd, wenn sie innerhalb ihrer Funktion bleiben.

Herzlichst, Ruedi

Lieber Ruedi,

Du sprichst etwas an, das mir sehr nahegeht. Ich war sehr lange vom Gedanken beherrscht, ein *Winner*-Typ sein zu müssen, das war ja das unselige Vermächtnis meines Vaters, der mich zum Alpha-Tier erzogen, ja gedrillt hat. Die Rechnung war simpel: Solange ich ein *Winner*-Typ bin, werde ich geliebt. Bin ich hingegen ein *Loser,* so verliere ich alles, Anerkennung, Bewunderung und vor allem eben Liebe.

Wenn man mir sagte – und man hat mir das häufig gesagt – ich sei ein Perfektionist, dann fühlte ich mich eigentlich geschmeichelt. Erst spät habe ich einen Unterton herausgehört, der mir zu verstehen gab, daß Perfektionisten nicht nur schrecklich anstrengend sind, sondern letztlich am Leben vorbeigehen, weil sie Leistung über alles stellen. Und damit werden sie hart, andern und vor allem sich selber gegenüber.

Lange Zeit habe ich in meinem Beruf die großen Auftritte mit den prominenten Leuten genossen und die kleinen Freuden des Alltags wenig beachtet. Heute interessieren mich Leute in einem x-beliebigen Café mindestens so sehr wie große Heroen auf der Bühne. Und wenn ich sogenannte Prominente interviewe, interessieren mich die Widersprüche, die kleinen Mißerfolge, die ganz menschlichen Züge, die Ängste, die jeder von uns hat, auch die ganz Berühmten.

Jetzt fällt mir gerade ein Beispiel ein, das mich zutiefst verwundert und angerührt hat. Vor fast zehn Jahren war ich in einer Klinik im Tessin. Obwohl ich am Rande meiner Kräfte war, randalierte ich wie üblich gegen alles. Ich unterzog mich zwar allen angebotenen Kuren, fand aber einmal mehr, es würde alles nichts nützen. Völlig verheult verließ ich mein Zimmer und stieß auf eine junge Frau. Mir ging es so schlecht, daß ich nicht einmal mehr auf mein Aussehen achtete, sondern mich dieser jungen Bäuerin anvertraute. Und für die kurze Zeit unseres Aufenthalts in der Klinik entwickelte sich eine Freundschaft, die noch bis heute anhält, auch wenn wir uns vielleicht nur einmal im Jahr anrufen.

Und dieser Brief von ihr an mich war es, der mir zeigte, daß man nicht ein *Winner*-Typ sein muß:

... Verena, Du hast jemanden gebraucht, weil es Dir miserabel ging oder geht, und ich bin Dir sozusagen in die Arme gelaufen. Es hat mich glücklich gemacht, bei Dir zu sein, mich von Dir anweinen zu lassen ... Es ist mir klar, daß wir uns in Zukunft kaum mehr wiedersehen werden. Wir leben einfach in zu verschiedenen Welten. Ich kann mir nicht vorstellen, daß ich auch nur für eine Sekunde in Deinen Freundeskreis passe. Genauso wenig kann ich mir vorstellen, Dich plötzlich auf unserem für Dich stinklangweiligen Bauernhof zu sehen.

Aber wenn ich weiß, daß Du mit den gleich guten Gefühlen an mich und an unsre Zeit hier zurückdenken kannst und manchmal in Deinem Leben ein Gedankenfunke zu mir überspringen wird, dann ist alles andere unwichtig ... Ich kenne und liebe Dich als die private Verena Hoehne, ob ich auch die Frau Dr. Verena Hoehne lieben würde (sozusagen in Deiner Verkleidung), das weiß ich nicht. Vermutlich würde ich Dich einfach bewundern. Pia

Schön, nicht wahr?

Deine Verena

Der richtige Therapeut

Lieber Ruedi,

es ist geradezu beängstigend, wenn man sich so allmählich als Fachmann, als Fachfrau in Sachen Depression vorkommt...

Unter anderem deshalb, weil man schon so viele Therapeuten hatte und einem sicherlich irgendwelche wohlmeinenden Freunde mehr oder weniger unverblümt sagen: »Brauchst Du das alles überhaupt noch?« Ja, ich brauche es. Aber das war ein langer Weg.

Zu Beginn habe ich Therapeuten nur aufgesucht, wenn es mir schon ganz miserabel ging, wenn ich keinen anderen Ausweg mehr sah. Und kaum ging es mir wieder besser, schwupps, ging ich auch nicht mehr in die Therapie. Denn, so sagte ich mir trotzig: »Es ist schlimm genug, in den dunklen Zeiten in der Seele herumzustochern. Wenn ich wieder blauen Himmel sehe, denke ich gar nicht daran, mich dieser Qual auszusetzen«. Denn ein Vergnügen sind Therapiestunden – wenn sie professionell durchgeführt werden – nicht.

Die Vorstellung, man geht zu einem Therapeuten, schüttet ihm oder ihr sein Herz aus, wird bemitleidet, bekommt gute Ratschläge und weiß fortan, wie man sein Leben zu führen hat, ist meilenweit von jeglicher Realität entfernt! Ich habe allerdings selber Jahre gebraucht, bis ich einsah: ICH muß die Arbeit machen, der Therapeut kann mir allenfalls dabei behilflich sein, einige Steine aus dem Weg zu räumen, mir aufmerksamer zuhören als Freunde, die irgendwann auch ihre eigene Geschichte einbringen wollen. Fazit: die Forschungsreise beginnt und endet bei mir selber.

Ich habe versucht zu rekonstruieren, wie viele Therapeuten im weitesten Sinne des Wortes ich in diesen ganzen Jahren hatte. So gegen die 50 werden es wohl schon gewesen sein.

Ich habe Gesprächstherapien nach Freud und nach Jung gemacht, Focusingtherapie, Mal- und Gestalttherapie, Körperpsychotherapie, Hypnosetherapie, Alpha Training, holistische Energiearbeit. Ich war bei Heilern, Sanjassins, bei einer Astrologin, einem Pater, bei Chiropraktikern, bei Masseusen und Homöopathen, ich habe Shiatsu gelernt und Karate angefangen, ich war bei Hellseherinnen, ich habe Reiki und Cranio-Sakral gemacht, ich war mit dem Befund »schwerer psychovegetativer Erschöpfungszustand, mit ambulant völlig therapieresistenter Depression« in sieben verschiedenen Kliniken.

Wie viele Helfer hast Du eigentlich bisher aufgesucht? Und wie bist Du auf sie gekommen? Hat es jeweils gleich geklappt oder mußtest Du weitersuchen?

Zunächst möchte ich Dir heute eine komische Geschichte erzählen, nämlich von meinem ersten Psychiater überhaupt.

Ich war 15 Jahre alt, hatte eine ziemlich gravierende Schilddrüsen-Überfunktion und kam ins Krankenhaus. Da alle Medikamente nichts nützten, die Ärzte nur ungern einen jungen Menschen in der Pubertät operieren, und weil mein Vater das nötige Kleingeld hatte, entschied man sich für einen Psychiater.

Ich erinnere mich lebhaft an diesen Menschen: Er hatte dünne, lange, fettige Haare und wirkte auf mich wie eine abgezehrte Ratte. Gehorsam antwortete ich auf alle seine Fragen, bloß: Ich hatte im Zug von Baden nach Zürich bereits einer wildfremden Frau meine Probleme – an die ich mich nicht mehr erinnere – erzählt. Dies getraute ich mich natürlich nicht dem Psychiater zu sagen.

Genützt hat alles nichts, und folglich mußte ich operiert werden. Mein Vater unterließ es nicht, mir die horrende Summe zu nennen, die er – leider vergeblich! – für den Psychiater ausgegeben hatte. Mein Fazit damals: Psychiater sind enorm teuer. Sie nützen nichts. Und sie sind widerlich.

Etwas davon blieb haften. Ich war lange überzeugt, ich »brauche« keinen Psychiater oder Psychologen, und ich machte mich auch mit andern zusammen lustig über die Tatsache, daß man sich in Amerika schon längst einen Psychiater hält wie wir hier in Europa einen Hund. Was natürlich nicht ausschloß, daß ich mich über Woody Allens Filme herzhaft amüsierte.

Ich hatte schon ernsthafte Probleme – wenn auch noch keine Depressionen –, als ich meine erste Therapeutin aufsuchte. Es war übrigens die Frau des Gynäkologen, der mitgeholfen hatte, meinen Sohn auf die Welt zu bringen. Also gehörte sie irgendwie zur Familie, das gab mir ein vertrautes Gefühl.

Aber schon bald suchte ich andere Therapeuten, dachte immer, ich muß doch DEN Therapeuten, DIE Therapeutin finden, bei dem / bei der es klick macht, ein für allemal.

Jahre später, als ich bereits in ernsthaften Depressionen steckte, hat mir besagte erste Therapeutin, einen Brief geschrieben, den ich gekürzt wiedergeben möchte:

19. November 1989

Liebe Verena,

vor zwei Wochen haben wir zusammen eine Stunde verbracht. Du wolltest Dir überlegen, ob Du eine Therapie beginnen möchtest. Obschon Du sehr erschöpft warst, kam ein Prozeß in Gang – es gab einige sehr ergreifende Augenblicke und auch lebendig starke. Ich selber fühlte mich beim »Dabeisein«, Begleiten und auch Leiten gut und sicher. Als Du schon zum Weggehen bereit warst, unter der Türe, zeigte sich das Selbstzerstörerische in Deinen Worten

»Das war's nun auch wieder nicht«.

Merkst Du, was Du tust? Seit Jahren gehst Du von einem Arzt-Therapeuten-Heiler etc. zum andern und zeigst ihnen, daß sie Dir nicht geben, was Du brauchst. Ich kenne viele Menschen, die sehr leiden, aber niemanden, der es mit solcher Kraft tut wie Du. Ja, Verena, Du hast sehr viel Kraft, Widerstandskraft, aber Du brauchst sie oft falsch – nämlich statt zu Deinem Nutzen zu Deinem Schaden... Es ist nicht damit getan, in einer Krisensituation eine oder mehrere Therapiestunden gleichsam als Überlebenshilfen in Anspruch zu nehmen. Nach einer Erholungsphase (Ferien, Kur, was auch immer) solltest Du Dich mit einem erfahrenen Begleiter auf den Weg der Selbsterfahrung machen. Räume weg, was nicht zu Dir gehört und ermögliche Dir so, glücklich zu werden.«

Dieser Brief ist mir beim Aufräumen wieder in die Hände gefallen. Immer wieder bin ich aufs Neue bewegt und finde keine Antwort darauf, warum ich damals ihr Angebot, mich kontinuierlich zu begleiten, nicht angenommen habe. Aber ich habe sie immer wieder um Hilfe gebeten und sie manchmal auch bekommen. Ihr verdanke ich, daß ich zum ersten Mal bei einem Therapeuten über Jahre blieb, auch zu ihm ging, wenn es mir gut ging.

An der ersten Nationalen Tagung von EQUILIBRIUM in Bern hörte ich an einem der Workshops eine Frau. Sie schilderte ihre verzweifelte Suche nach DEM Therapeuten, sprach davon, wie unredlich sie sich vorkomme, daß sie mehrere habe. Mir ist das früher nicht anders gegangen, aber inzwischen glaube ich fest daran, daß für einen schwer depressiven Patienten ein Therapeut allein nicht reicht. Ich bin überzeugt, daß man einen »Haupt«-Therapeuten braucht, dazu aber noch ein Bezugsnetz von Helfern.

Dr. Bückert, der Therapeut, den ich seit vielen Jahren aufsuche, hat mich immer wieder auch an andere Helfer vermittelt, seien das körperlich orientierte Therapeuten, sei das ein Geistlicher, sei das ein Karatelehrer gewesen. Er kennt seine Grenzen und hat die selbstverständliche Größe, für Gebiete, in denen er sich nicht auskennt, andere Fachleute hinzuzuziehen.

Und ich glaube, daß nur solche Ärzte vertrauenswürdig sind.

Sicherlich war meine Odyssee zu Therapeuten aller Art überrissen, aber eigentlich möchte ich keine dieser Begegnungen missen, auch wenn einige nicht ungefährlich waren.

Lieb grüßt Dich Verena

Liebe Verena,

Deine Ausführungen über die Suche nach dem/der einzig wahren Therapeuten/Therapeutin haben mich an meine Odyssee nach wirksamer Hilfe erinnert und dieser Vergleich ist durchaus angebracht.

Auf der Suche nach der geeigneten Therapie machte ich sehr verschiedene Erfahrungen. Zum einen, daß hier offensichtlich ein Krieg tobt unter den Fachleuten, zwischen den sogenannten pharmakologisch orientierten Therapeuten und solchen, die therapeutisch analytisch arbeiten. Die einen sprechen, auch im Beisein des Patienten, schlecht über die anderen, und umgekehrt. Der Betroffene sitzt mittendrin und hat natürlich große Mühe damit, da er selber ja auch orientierungslos ist. Ich möchte doch sagen, und zwar aus eigener Erfahrung, daß eine klassische Analyse in einer solchen Situation nicht weiterhilft. Vielleicht bringt sie später etwas, aber bestimmt nicht im Moment, in dem man dick in der Soße sitzt. Der pharmakologische Ansatz greift besser am Anfang, da man nämlich den Betroffenen zuerst einmal mit Medikamenten aus dem Dreck herausholt, um ihn gesprächsfähig und therapierbar zu machen.

Zuerst ging ich zu Allgemeinpraktikern, die sich sehr viel Mühe gaben. Manchen Ärzten ist es klar, daß sie den Patienten an eine Fachperson überweisen müssen, andere haben das Gefühl, daß sie irgend etwas verschreiben können. Von einigen wurde ich mit den Worten abgespiesen »Wissen Sie, solche Tiefs hatte ich auch schon, das geht vorbei«. Einer schickte mich dann zu einem Freudianer, der in den Ängsten meiner Kindheit wühlte, bis mir dies zu blöd wurde und ich ihm nach der achten, neunten Sitzung sagte, daß dies nicht funktioniere, da ich eigentlich sehr gut über mich Bescheid wüßte. Auch in einer Gesprächstherapie mußte ich dies meinem Gegenüber mitteilen. Ich mußte diesem Analytiker die Vorschläge machen, welche Fragen denn interessant sein könnten. Eigentlich weiß ich fast zu gut Bescheid über mich, worin vielleicht ein Problem liegen könnte, da ich diese Introspektion zu stark und fast neurotisch betreibe. In dieser Gesprächstherapie wurde mir sehr schnell klar, daß ich nicht weiterhin Geld für einen Vorgang ausgeben möchte, den ich selber nicht schlecht im Griff habe.

Dann habe ich etwa eine Tonne Literatur über Depressionen gelesen. Ich kann mich an eine Buchhandlung in Zürich erinnern, in der ich sagte: »Packen Sie mir alles über das Thema Depression ein«, was denn auch ungefähr 200.– Franken kostete. Ich verschlang alles, war sehr wißbegierig und wollte eine Spur finden, die mir helfen könnte. Auch im Lexikon habe ich nachgeschaut: Depression heißt Unterdrückung, was sich offenbar auf die Lebensenergien bezieht. Vitale Energien, die man unterdrückt und die als Gegendruck zurückkommen, doch irgendwie hatte ich nicht das Gefühl, daß dem so ist bei mir. Also begann ich mich mit dem Thema Aggression zu beschäftigen, doch auch hier fand ich nichts. Es ist klar, daß Energien fehlen im Moment der Depression, doch es war bei mir nicht der Fall, daß ich irgendwelche Aggressionen nicht ausgelebt hätte. Ich bin eher ein Mensch, der die Harmonie sucht, den Frieden, also nicht von Anfang an in die Aggression und die Offensive geht, doch auch ich bin nicht völlig aggressionslos.

Beim nächsten Psychiater war dann die Frage wichtig, was im Vordergrund steht: Aggressionsunterdrückung, dann müßte man schauen, daß ich explodieren kann oder loslassen von innerer Spannung auf der seelischen anstatt auf der körperlichen Ebene, also eine Art Implosion, wo sich Energien nach innen wenden.

Gestatte mir einen kleinen Schlenker. In Rüdiger Dalkes Buch *Krankheit als Chance* fand ich eine Stelle, die mir sehr gut gefällt. Er schreibt, daß es ohne Abgründe keine Gipfel geben würde. Also besteht nicht nur das Wetter aus Hoch- und Tiefdruckgebieten. Hätten wir ein ständiges Hoch, würde dies die Erde auszehren, ein permanentes Tief ließe sie ertrinken. Ein Hoch erzwingt also das nächste Tief und das Tief bereitet das nächste Hoch vor. Steckt man in einem besonders langen Tief, ist dies möglicherweise der Ausgleich für ein überzogenes Hoch. Das Ideal liegt jedoch, wie immer, in der Mitte. Man sollte demnach versuchen, stimmungsmäßig in die Mitte zurückzufinden. Diese Idee ist sehr philosophisch, aber dieser Denkansatz hat mir wirklich weitergeholfen.

Zurück zu den Therapeuten. Ich habe, wie schon erwähnt, verschiedene Sachen ausprobiert. Alles hat irgendwo ein bißchen geholfen, doch die kognitive Therapie war absolut das Beste, aber auch erst, nachdem medikamentöse Behandlung eingesetzt wurde und wirkte.

Alle Ärzte, die ich frequentierte, meinten, die Depression hätte etwas mit Vererbung zu tun, mit meiner Verletzlichkeit. Es gibt ein Vulnerabilitätsschema in der Medizin und der Psychologie, das aufzeigt, wie unterschiedlich Menschen auf Streßsituationen, Konflikt und Druck reagieren. Es wurde jedoch auch immer wieder der Stoffwechsel genannt.

Schließlich kam ich dann durch Vermittlung von EQUILIBRIUM zu der jetzigen Psychiaterin. Die Chemie stimmt doppelt, sowohl die Chemie, die sie verabreicht, als auch die Chemie, die zwischen uns spielt. Ich habe das Gefühl, völlig verstanden zu werden. Wir haben weder in der Kindheit noch in der sonstigen Vergangenheit gewühlt. Für sie war einfach klar, was gespielt wird. Mir wurde sehr viel Verständnis entgegengebracht, ich wurde nicht verurteilt, meine Realität wurde von ihr akzeptiert. Sie fragt telefonisch nach, wie es mir geht, man kann sie ständig per Mobiltelefon erreichen. Ein Wissen um Erreichbarkeit ist bei ihr gewährleistet. Ich kann Dinge einbringen, die ich gelesen habe, wir schauen uns gemeinsam neue Therapiemöglichkeiten an, es findet eine sehr aktive Auseinandersetzung statt. Man schreitet gemeinsam einer Eigenverantwortlichkeit entgegen, das Ziel ist ein völlig eigenständiges Umgehen mit der Depression.

Was mir am meisten half, war bestimmt ihre Sachkenntnis, Kompetenz auf der einen Seite und die gleiche Sprache sprechen auf der anderen. Es machte für mich keinen Sinn, in der Kindheit zu wühlen oder analytisch auseinandergenommen zu werden, sondern es war mir wichtig, die Realität stehen zu lassen und in der Gegenwart einzugreifen und gemeinsam nach Lösungen zu suchen, immer mit der Rückfrage, was meinen Sie dazu?

Es ist für mich ganz entscheidend, daß der weiße Kittel nicht nur bildlich abgezogen wird, sondern sich der Therapeut wortwörtlich als Partner versteht, der zwar mehr studiert und einen solideren Background hat, aber nicht von oben herab irgend etwas verschreiben muß.

Liebe Grüße, Ruedi

Lieber Ruedi,

in Deinem letzten Brief verwahrst Du Dich energisch gegen »das Wühlen in der Kindheit oder der sonstigen Vergangenheit«. Das verwirrt mich. Es gibt zwar auch unter den Therapeuten zwei Lager: diejenigen, die vor allem in einer Analyse oder auch in einer Gesprächstherapie an die Wurzeln zu kommen suchen, und die andern, die vom Hier und Heute ausgehen.

Therapie, wie ich sie verstehe, versucht, behutsam an alte Wunden heranzukommen, die, wenn sie sehr gravierend sind wie etwa bei Inzest, abgespalten sind, also nicht mehr in der Erinnerung der Klienten. Die Idee ist die, daß man das furchtbare Erleben nochmals durchmacht, aber nun unter kundiger, behutsamer Führung durch einen Therapeuten. Ich glaube daran, daß Unbewußtes, Unverarbeitetes, eine Menge Energie erfordert, die frei wird, wenn man sich der uralten Ängste oder Erlebnisse bewußt wird.

Ich habe über dieses Thema wirklich viel nachgedacht, weil ich zu einem bestimmten Zeitpunkt das Gefühl hatte, nun alles über meine Kindheit zu wissen und nicht verstehen konnte, warum es mir dann immer noch nicht besser ging. Ich denke mittlerweile, daß man erst die alten Ängste anschauen und dann zum Hier und Jetzt übergehen sollte.

Du hast mir einmal von Deiner Mutter erzählt, die in der deutschen Schweiz entwurzelt war und zur Flasche griff, und wie Ihr Kinder ihr Nachschub besorgen mußtet. Da frage ich mich: Hast Du dieses Trauma je aufgearbeitet? Nicht nur im Sinne von »Es war schrecklich« sondern indem Du Dich wieder in die Situation des elfjährigen Ruedi versetzt hast?

Ich sage nicht, daß danach die Erlebnisse nicht mehr weh tun, aber sie haben den Platz bekommen, der ihnen gebührt. Und DANN kann, ja muß man mit dem Hier und Heute anfangen.

Weißt Du, ich wehre mich auch deshalb gegen den Ausdruck »in der Vergangenheit rumwühlen«, weil viele Menschen, die von Depressionen keine Ahnung haben, schnell diesen Ausdruck zur Hand haben. Sie glauben, daß man endlos und vor allem fruchtlos in der Vergangenheit rumstochert, und das ist bei guten Therapeuten nicht der Fall.

Herzliche Grüße, Verena

Therapien

Lieber Ruedi,

sag mal, geht es Dir auch so? Wenn mir jemand etwas wirklich Wichtiges sagt, bin ich häufig vor lauter Aufmerksamkeit und Spannung kaum imstande, das Gehörte auch wirklich aufzunehmen. Oder weigert sich womöglich etwas in mir, das Gehörte aufzunehmen?!

Wie auch immer, für mich sind Tonbandaufnahmen – oder in meinem Beruf Videokassetten – ein wahrer Segen. Ich kann mir dann in Ruhe alles anschauen oder anhören, und das Resultat ist manchmal verblüffend.

Ende 1994 vermittelte mich Dr. B. an seinen Kollegen Dr. K., der körperpsychotherapeutisch arbeitet und jede Stunde auf Tonband aufnehmen läßt. Als ich ihn zum ersten Mal im Januar 1995 besuchte, ging es mir miserabel. Aber bereits die ersten Stunden bei ihm waren aufregend und neu.

Die Kombination von Körper, Geist und Seele, das war es doch, wonach ich gesucht hatte. Ich glaubte einmal mehr, den richtigen Therapeuten gefunden zu haben. Fast ein Jahr lang arbeiteten wir intensiv miteinander. Ich lernte viel Neues, lernte – was ich schon immer vermutet hatte –, daß mein Körper Unverarbeitetes gespeichert hat, daß es abrufbar ist mit Hilfe des Atems. Aber Ende des Jahres kam wieder die große Depression, und 1996 quälten wir uns bis Juni durch die Stunden, bis wir gemeinsam den Versuch abbrachen.

Was ich Dr. K. hoch anrechne: Als ich mich schließlich aus

eigenen Kräften wieder hochgerappelt hatte, freute er sich aufrichtig und verlor kein Wort darüber, daß vielleicht doch seine Therapie à la longue nachgewirkt haben könnte.

Aus den über 40 Tonkassetten, die ich alle aufbewahrt habe, will ich zwei Ausschnitte wiedergeben. Ich denke, diese Stunden geben Einblick in die Arbeit von Therapeut und Klient, weil sie wirklich authentisch, also nicht aus der Erinnerung zusammengekramt sind, und außerdem noch zu einem sehr schwierigen Zeitpunkt innerhalb der ganzen Therapie stattfanden.

22. April 1996

Wie üblich erzähle ich von allen fehlgeschlagenen Versuchen wie malen, singen, spielen, mit denen ich mir aus der Depression herauszuhelfen suche. Diese Therapie, so hoffnungsvoll begonnen und mit großem Engagement fast ein Jahr lang durchgehalten, wird allmählich zur Qual.

Dr. K. vertritt die Überzeugung, daß hinter der Angst, die mich beherrscht, Ressourcen liegen, daß es also darum geht, unter die frühkindlichen, allenfalls vorgeburtlichen Gefühle von Angst und Bedrohung zu gehen.

Ich explodiere: *»Ich kann nur schon die Worte nicht mehr hören! Was soll denn da Neues herauskommen? Ich weiß inzwischen hinlänglich, daß ich unerwünscht war, daß die Geburt schwer war und ich Todesangst hatte. Und es überlebt habe.*

Aber jetzt geht es darum, daß ich Angst habe, keine befriedigende Arbeit zu kriegen, und ebenfalls Angst davor habe, ewig allein zu bleiben. Und das ist neu, das hatte ich früher nicht. Jetzt bin ich entweder in Panik oder todmüde. Ich bin es gründlich leid, mich hier auszuheulen und mich danach für mindestens zwei Stunden nirgends zeigen zu können, weil meine Augen so geschwollen sind. Ich will jetzt endlich eine Vision, etwas, was mich erleichtert, was mir Mumm gibt. Und überhaupt, durch die Arbeit mit dir seit nun mehr als einem Jahr weiß ich, daß meine Ängste berechtigt sind, daß alles sogar noch schlimmer war als ich dachte. Bloß: Was fange ich mit diesem Wissen an? Was nützt es mir heute, hier und jetzt?«

Und so geht es weiter, in endlosen Schlaufen und Wiederholungen, bis Dr. K. erneut den Versuch unternimmt, meine inneren Ressourcen aufzustöbern und zu stärken.

Ich: *»›Es‹ ist wie außerhalb von mir, ich bin das alles nicht, sondern es beherrscht mich.«*

Dr. K.: *»Finden wir heraus, was es ist, wo spürst du es?«*

Ich: *»Ich sehe innen etwas Klares, das umgeben ist von Moder oder Felsen mit Spitzen und einen Käfig. Ich sehe ein Skelett und einen Käfig. Drinnen aber ist etwas, was lebt, es kriegt nur zu wenig Luft. Dann ist da noch was obendrauf. Ich will den Käfig sprengen, er ist innen und außerhalb. Das Obere kann auch leuchten und strahlen.«*

Dr. K.: *»Bitte schließ wieder die Augen und stell dir dein Zentrum vor. Nein, leg dich nicht hin, das ist eine regressionsfördernde Position. Nimm Kissen und stütz dich ab. Kannst du dich jetzt dem Zentrum zuwenden? Laß lieber die Augen offen. Kann ich neben dich kommen?«*

Keine Antwort.

Dr. K.: *»Unser Ziel ist jetzt nicht, in die Angst reinzugehen, obwohl sie sehr nahe ist. Das willst du nicht, und ich übernehme das als Vertrag.«*

Ich: *»Ich will zum Licht.«*

Dr. K.: *»Genau, das ist der Vertrag.«*

Ich: *»Vielleicht kommt auch Wut.«*

Dr. K.: *»Ok. So lange du dich an unseren Vertrag hältst, daß du weder dich noch mich noch dieses Mobiliar gefährdest. Du kannst jetzt die Augen zumachen, aber wenn ich spüre, daß du ins Loch fällst, werde ich dich bitten, die Augen zu öffnen.*

Wo ist jetzt das Licht? Schau so ruhig wie möglich, lauf

nicht darauf zu. Geh langsam darauf zu, Schritt um Schritt. Und beschreibe es mir bitte.«

Ich: »*Ich stehe und halte mich an irgendwas fest, es kann ein Stecken oder ein schmaler Baum sein. Ich sage ›Komm zu mir, Licht.‹«*

Dr. K.: »*Was passiert?«*

Ich: »*Es bleibt, wo es ist. Vielleicht, wenn mir jemand die Hand geben würde, dann könnte ich gemeinsam auf das Licht zugehen.«*

Dr. K.: »*Hier ist meine Hand.«*

Kleine Pause.

Dr. K.: »*Merkst du, wie fest du meine Hand hältst?«*

Ich: »*Nein. Es ist die Angst.«*

Dr. K.: »*Ja, ich verstehe. Verena, ich bleibe da, ich laufe nicht weg. – Spürst du noch, daß ich da bin?«*

Ich: »*Ja. Das Licht ist näher gekommen.«*

Dr. K.: »*Hat es eine Form?«*

Ich: »*Ja, aber weil Strahlen von ihm ausgehen, sehe ich es nicht genau, es ist etwas wie ein Stab. Wenn ich die Hand ausstrecken könnte, könnte ich es ergreifen, aber ... Ich glaube, man kann es nicht ergreifen.«*

Dr. K.: »*Willst Du etwas sagen zum Licht?«*

– lange Pause –

Ich: »*Ich habe es schon gesagt: ›Komm zu mir.‹ Ich habe es innerlich leise gesagt.«*

Dr. K.: »*Und was ist die Reaktion?«*

– noch längere Pause –

Ich: »*Ich getraue mich nicht zu glauben.«*

Dr. K.: »*Verena, du mußt nicht glauben, vertraue dem, was du spürst, wahrnimmst.«*

Ich: »*Wenn man darüber redet, geht es weg.«*

Dr. K.: »*Ja, das kann passieren.«*

Ich: »*Mein Verstand sagt mir, das alles ist nur Habakuk, psychologischer Schmarren, Tröstung, Gelderdienst.«*

– Pause –

Dr. K.: »*Was passiert jetzt mit dem Licht?*«

Ich: »*Ich würg es ab, obwohl ich das nicht will.*«

Dr. K.: »*Sag das dem Licht.*«

Ich: »*Das gibt doch nur noch mehr Schuldgefühle. Nein, ich will nicht. Aber innen ist zu wenig Platz für das Licht, also muß der Dreck raus. Gleichzeitig kommt es mir vor, als würde ich aus einem psychologischen Lehrbuch heraus reden.*«

Dr. K.: »*Verena, bleib jetzt bei deinem Körpergefühl. Können wir nicht die verdammte – entschuldige das Wort – mit zu viel Wissen befrachtete Seite einmal weglassen? Diese Seite, die immer schon alles weiß, katalogisieren kann und jeden Satz entwertet? Dann könnten wir womöglich einen Schritt weiterkommen. Komm, laß uns zum Licht zurückkehren.*«

Ich: »*Ich sehe nur ein paar Lichtflecken, sonst nichts.*«

Dr. K.: »*Beweg dich drauf zu.*«

Ich: »*Irgend etwas Häßliches ist dazwischen, quillt hervor.*«

Dr. K.: »*Spürst du, daß du nicht allein bist? – Gut, da ist etwas Häßliches, spüre es. Kannst du darauf reagieren?*«

Ich: »*Ich komme mir vor wie eine gestopfte Gans.*«

Dr. K.: »*Kein Wunder, daß das Licht es so schwer hat. Achte auf einen Impuls.*«

Ich: »*Ich habe Angst davor, mich zu erbrechen.*«

Dr. K.: »*Stell dir vor, du hättest ein Glas Wasser. Setz es an, aber langsam.*«

Ich: »*Es kommt hoch.*«

Dr. K.: »*Nächster Impuls?*«

Ich: »*Lust, unter der Dusche zu stehen. Lust auf einen Schnaps. Und jetzt Lust, meinen Kopf auf ein großes Tierfell zu legen.*«

Dr. K.: »*Geht es mit diesem Tuch?*«

Ich: »*Ich kann es mir auch ohne vorstellen. Es riecht nach der Mutter des Tieres.*«

Dr. K.: *»Es erinnert dich an deine Mutter?«*

Ich: *»Ja! Es ist der Geruch ihres Parfums im Fellmantel, das ich noch lange roch, wenn sie schon wieder weg war.«*

Dann verschwindet das Licht, die übliche Zerreißprobe setzt wieder ein mit »Laß mich in Ruhe« bis hin zu »Ich will mich einlassen«. Nachdem ich sehr lange und heftig geweint habe, sage ich plötzlich: *»Komm! Wir gehen wieder aufs Licht zu. Es muß doch irgendwo sein.«*

Dr. K.: *»Klar, es ist immer da, nur versteckt unter häßlichem Zeugs.«*

Ich: *»Es ist heraufgekommen und hat sich entfaltet. Es blüht jetzt! Es ist wie Blütenblätter um das Licht, die Blätter verlängern sich nach unten und umschließen alles. Dahinter ist eine kleine Blume, wie ein Baby.«*

Dr. K.: *»Bleibe dabei, egal, welche Form es annimmt.«*

Ich: *»Ich kann es nicht festhalten.«*

Dr. K.: *»Das soll man auch nicht, es ist wichtig, dem Licht den Raum zu geben, den es gerade einnehmen will.«*

Am Schluß der Stunde sagt Dr. K:

»Ich glaube an die Bedeutung dieses Erlebnisses, es ist keine Metapher und auch kein Traumbild. Wieso sonst reden Mystiker seit Jahrtausenden immer vom Licht?«

Dann die Therapiestunde bei Dr. K. zwei Wochen später: Dr. K. war – in der Verkürzung liest sich das natürlich viel einfacher – mit seinem Latein am Ende. Ich auch.

6. Mai 1996

Tags zuvor habe ich ein Gespräch mit Alice Schwarzer geführt und mich endlich wieder ganz glücklich und in Form gefühlt, aber bereits an diesem Morgen bin ich wieder voll in der Depression.

Dr. K: *»Das ist ein bekannter Mechanismus bei dir: Du machst auf und dann spürst du die Leere. Die Höhen kannst du nur haben, wenn du anschließend die Einsamkeit noch mehr spürst, das scheint miteinander gekoppelt zu sein.«*

Dann will Dr. K. wissen, ob ich meine »Hausaufgaben« gemacht habe, also in der vergangenen Woche der Suche nach meinen inneren Ressourcen, dem Aufspüren des Lichtes in mir, nachgegangen bin.

Ich sage einige nichtssagende Worte, und da explodiert Dr. K. zum ersten und einzigen Mal: »*Wenn ich jetzt ein Lehrer wäre, würde ich sagen: Es hat keinen Sinn, heute zu kommen, geh nach Hause und lern erst mal die Lektion.*«

Ich wehre mich, sage, ich hätte die Ressourcen gesucht, aber einfach nicht gefunden, wohl aber hätte mir Frau Schwarzer, im Gegensatz zu ihm, geholfen. Wir ereifern uns beide.

Dr. K: »*Du erzählst mir, du habest ein High mit Alice Schwarzer gehabt, aber schon wenige Stunden später bist du wieder zusammengebrochen. Wieviel Kraft hat es dir gegeben? Wie lange hat es angehalten?*«

Ich: »*Offenbar ist das jetzt ein Sieb, aber es könnte wieder eine Schale werden. Ich muß einfach endlich den richtigen Weg finden.*«

Dr. K.: »*Es nützt nichts, oben immer mehr reinzuschütten, weil es unten wieder rausläuft. Es fühlt sich nur einen Moment voll an.*«

Ich: »*Aber ich will jetzt einen Moment, und sei er auch nur kurz, gehalten werden, nicht reden. Ich will jetzt einfach Wärme, jemanden, der mich in den Arm nimmt. Nicht reden!*«

Dr. K.: »*Du hast eben meine Hand losgelassen, nicht ich. Wenn du wirklich professionelle psychotherapeutische Hilfe willst, so nützt dir das Gehaltenwerden nichts. Seit Wochen versuche ich dir etwas zu zeigen, was dir helfen könnte. Aber ich spüre nicht, daß du die Werkzeuge, die ich dir gebe, wirklich versuchst zu nutzen.*«

Ich: »*Ich versuch es doch! Du bist absolut unfair. Ich fühle mich im Moment belehrt, bevormundet und schlecht behandelt.*«

Dr. K.: »*Ja, das glaube ich dir, und vielleicht ist das eine Methode, um dieses wichtige Gespräch abzuschmettern.*«

Ich: »*Nein!*«

Dr. K.: »*Doch, jetzt laß ich dich nicht gehen! Jetzt kannst du in die Opferrolle reingehen und sagen, wie böse ich bin und wie ich nicht auf deine Bedürfnisse eingehe, um nicht zu merken, daß wir jetzt am Punkt sind, an dem du seit vielleicht 10 oder 20 Jahren verpaßt, dir ein besseres Leben zu organisieren.*

Ich bin überzeugt, daß du viele gute Dinge, die dir angeboten wurden, nicht für dich verwenden konntest. Es muß ja nicht mein Mittel sein. Ich bin nicht der erste, und vielleicht auch nicht der letzte, der dir was anbietet.«

Ich: »*Vielleicht sollte man sich ja auf diesen Scheißdreck nicht einlassen, vielleicht ist das sehr gefährlich.*«

Dr. K.: »*Was ist der Scheißdreck?*«

Ich: »*Dieser ganze psychotherapeutische Quark und die Kindheit. Wenn ich mich so bewege, heißt es ›Aha, du bist jetzt im Geburtskanal‹ oder was immer es ist. Ich glaube ja an den Körper als Vehikel, aber indem wir so reden und du mir Vorwürfe machst, läuft nichts mehr.*«

Dr. K.: »*Ich versuche, dir nicht Vorwürfe zu machen, sondern dir einen Spiegel vorzuhalten, in dem du siehst, was du machst.*«

Ich: »*Ich sehe es nicht!*«

Dr. K.: »*Das merke ich! Verena, ich habe deinen Wunsch nach den Ressourcen sehr ernst genommen und ernst genommen, daß du nicht ins Trauma fallen willst. Aber es hat sich gezeigt, daß du nur ganz kurz bei den Ressourcen bleiben kannst und dann wie automatisch ins Trauma kippst. An dem könnte man arbeiten, aber das wäre eine akribische, äußerst disziplinierte Arbeit. Ist dir das theoretisch klar, ohne daß du damit einverstanden bist?*«

Ich: »*Ich habe nur etwas gehört von ›akribisch‹. Ich habe das Gefühl, mein Kopf zerspringt, alles dreht sich wie in einer Waschmaschine. Alle diese Worte und Worte und Worte.«*

Dr. K.: *»Vielleicht hörst du, daß ich dir einen Weg anzubieten versuche, daß ich dich nicht angreifen will.«*

Ich: *»Ich sehe mich zu Hause und da ist der Fluß und es zieht mich runter. Ich habe vor allem Angst, außer wenn ich gerade arbeite. Es zieht mich runter.«*

Dr. K.: *»Zum Fluß?«*

Ich: *»Ja, und es reißt noch mehr. Es zieht, ich muß mich raufholen, ich muß an den Computer gehen, aber ich kann nicht mehr denken, ich sollte jemanden anrufen, aber ich hab's vergessen. Und dann läutet das Telephon und jemand redet und dann zieht's wieder runter. Ich hab so irrsinnig Angst.«*

Was man auf dem Tonband nicht hört, woran ich mich aber glasklar erinnere: Es zog mich in jener Therapiestunde mit aller Macht vom Stuhl, und ich kämpfte mit allen Mitteln dagegen, im Strudel zu versinken.

Dr. K.: *»Bleibe da, Verena, geh nicht rein! Geh nicht rein!«*

Ich: *»Wenn ich in den Körper reingehe auf der Suche nach den Ressourcen, dann falle ich rein. Ich kann nicht anders. Deshalb mache ich die Aufgaben nicht, deshalb...«*

Nun ist nur noch Stöhnen zu hören, dazu K's Worte: *»Fall nicht rein. Es ist möglich.«*

Ich: *»ES ZIEHT MICH RUNTER.«*

Dr. K.: *»Ich weiß, aber du mußt widerstehen. Du kannst lernen, einen anderen Weg zu gehen, nicht nur erstarrt vor dem Abgrund zu stehen. Siehst du irgendeinen anderen Weg, da wo du bist? Komm, schau hin.«*

Ich: *»ICH SCHAUE HIN! Es ist eine Mauer davor, und wenn ich mich umdrehe, kann es sein, daß der Abgrund nachrückt. Es reißt alles, ich bin bei einem Baum und versuche mich festzuhalten, aber es reißt weiter.«*

Dr. K.: *»Ich komme mit.«*

Ich: *»Es geht so runter, da ist das Wasser, und es zieht. Du bist nicht dabei.«*

Dr. K.: *»Doch.«*

Unterdrückte Schreie und Ringen nach Atem.

Dr. K.: *»Was passiert jetzt?«*

Ich: *»Irgend jemand ist da.«*

Dr. K.: *»Kannst du erkennen, wer es ist, ein Mann oder eine Frau? Ist es ein gutes Gefühl?«*

Ich: *»Ja.«*

Was erstaunlich ist: Nach diesem Abdriften in tiefste Ängste, in denen ich glaubte, mich für immer und ewig aufgelöst zu haben wie in einem Säurebad, geht es auf dem Tonband wieder ganz normal weiter. Dr. K. und ich reden in ruhigem Tonfall und versuchen der Therapie noch einen Sinn abzugewinnen.

Am Schluß sagt Dr. K.: *»Ich glaube wirklich, daß du es sehr versuchst. Du hast einen besonderen Charakterstil, Menschen wie du müssen es immer auf ihre Art machen, das macht sie zu äußerst kreativen Menschen und in der Regel zu einsamen Menschen. Es macht sie zu äußerst brillanten und zu schwierigen Menschen. Sie bringen Sachen fertig, die sonst niemand fertig bringt, aber in den Beziehungen, in der Intimität, haben sie keinen Erfolg.«*

Herzlichst, Deine Verena

Liebe Verena,

was geht wohl in jemandem vor, der selbst noch nie in einer Therapie war und dann Deine Aufzeichnungen liest? Du schriebst einmal, daß eine Therapie kein Vergnügen sei, sondern harte Arbeit – ein besseres Beispiel für die Wahrheit dieser Aussage als Deinen letzten Brief dürfte wohl schwerlich zu finden sein.

Ich habe ganz eindeutig in der kognitiven Therapie am

meisten gelernt, als wir begannen, an Gedankengängen zu arbeiten. Der innere Dialog ist etwas, das ich dort gelernt habe und heute noch pflege. Es überrascht ja viele, daß man mit den eigenen Gefühlen sprechen kann. Solche innere Dialoge sind doch eher etwas Ungewohntes, obschon sie unbewußt ständig in uns ablaufen. Als ich begann, auf meine inneren Selbstgespräche zu achten, fand ich heraus, daß sie häufig sehr destruktiv waren: Selbstvorwürfe wechselten sich ab mit Entschuldigungen und Selbstrechtfertigungen mit Anklagen, auch das Selbstmitleid war mir nicht fremd. Ständig quälte ich mich mit Fragen wie: Warum hast du das jetzt schon wieder gemacht? oder: Wie konnte ich nur? oder: Bin ich dumm oder was?

Wenn ich weiß, mit welchem Gefühl ich nicht zurechtkomme, und welche Gemütslage ich verändern möchte, dann stelle ich mir in der Phantasie das Gefühl als eine selbständige Person vor, die mir gegenüber sitzt. Und ich nenne das Gefühl bei seinem Namen: du Angst, du Gefühl von Verletztsein, du Eifersucht, du graue Wolke, du alte Dame, um das alte Bild von C. G. Jung zu brauchen, und ich sage dann meinem Gefühl, daß es ein Recht hat, da zu sein, und daß es für mich eine wichtige Information enthält. Ich frage, welche konkrete Botschaft das Gefühl für mich hat, ob es mir etwas Wichtiges zu sagen hat, das ich noch nicht eruieren konnte. Danach höre ich in mein Innerstes; wenn ich mich selber und mein Gefühl ernst nehme, dann kann es sein, daß in mir neue Einsichten auftauchen, Aspekte sich breitmachen, die ich vorher nicht klar sehen konnte.

Man sieht nicht sofort den Erfolg, vor allem am Anfang dauert es eine Weile. Als nächsten Schritt versuche ich, den Ursprung des zu bearbeitenden Gefühls zu erfühlen, mich zu besinnen. Die wahrscheinlich wichtigste und befreiendste Erkenntnis und der erste Schritt zur Heilung war Einsehen und Anerkennen, es ist ein Teil von mir, ein Teil, der vermutlich immer wieder kommen wird, und ich brauche Hilfe.

Danach begann ich zu überlegen, wie Ereignisse, bei denen ich Angst hatte oder mich verletzt fühlte, aus heutiger Sicht zu sehen sind. Ich gebe also den ursprünglichen Ereignissen eine neue Sicht, eine neue Wertung. Das hat mit der Erkenntnis zu tun, daß unberechtigte Angst eine Entscheidung aufhält, die ich schon lange fällen sollte. Ich entscheide mich also gegen diese Angst, handle und warte nicht, bis diese Angst verschwunden ist, sondern tue, als ob das ganze keine Rolle spielen würde. Es ist klar, daß ich am Anfang, gerade als es darum ging, den inneren Dialog aufzubauen, Helfer oder Helferinnen brauchte, also therapeutische Hilfe in Anspruch nahm.

Im Grunde genommen hängt das Gefühlsleben davon ab, wie ich mit mir selber umgehe. Wenn in mir ein Chaos ist, darf ich mich natürlich nicht wundern, wenn ich ein niedriges Gefühlsniveau habe. Ich kann entscheiden, wie ich mich verhalten und was ich ablegen möchte, da es nicht mehr zu meiner neuen Einstellung paßt. Man könnte auch sagen: Freundschaft mit dem eigenen Gefühl schließen, wobei ich festhalten möchte, daß dies nur möglich ist, solange man nicht in einem tiefen depressiven Loch sitzt, sondern bereits klar denken kann und sich in einen Prozeß eingeben kann.

Mein Bild dafür ist, daß ich in den Brunnen meiner Depression steige, wie es die Goldmarie im Märchen *Frau Holle* tat. An der Oberfläche kämpft sie immer noch gegen Depression und Resignation an, gerät immer mehr in den Strudel, aber als sie in den Brunnen springt, landet sie auf einer Blumenwiese. Das zeigt ein bißchen die Innenseite der Dinge, wie sich die Depression in eine farbige Welt verwandelt. Es kann also nicht darum gehen, meine Trauer und meine Schwermut wegzubringen, indem ich mir einrede: ich darf nicht traurig sein. Positives Denken hat bei mir nie funktioniert, obschon ich lange Zeit versuchte, es einzusetzen. Ich muß in meine Traurigkeit, in meine Gefühlsarmut hinuntersteigen, muß sie zulassen, zu Ende fühlen, dann kann es sein, daß sich das Ganze von selber verwandelt, daß ich auf dem Grund meiner Traurigkeit einen tiefen Frieden verspüre, und auf einmal entdecke ich die Tiefe des Daseins, das Leben, eine neue Quelle. Ich bin in Berührung mit dem Geheimnis des Lebens, des wahren Selbst. Wenn ich mich dem stelle, mich aussöhne mit der Situation, kann das Ganze eine Quelle von Kraft werden.

Mit lieben Grüßen, Ruedi

Lieber Ruedi,

die Geschichte mit der Goldmarie im Märchen von *Frau Holle* ist wunderschön! Und es fällt mir schwer zu sagen, sorry, in den Zeiten der Depression hilft mir auch ein solches Märchen nicht. Ich habe so viel gelesen, war überzeugt, daß ich mir quasi einen Vorrat angesammelt hatte für die schlechten Zeiten.

Aber wenn die Depression über mich hereinbrach, half nichts. Kann es vielleicht daran liegen, daß ich, im Gegensatz zu Dir, Panikanfälle habe? In diesen Momenten funktioniert nichts mehr, ich kann nicht mehr denken, ich kann vor einer Sache stehen, die ich suche, und sehe sie nicht, ich kann mich nicht entspannen, ich habe nur noch das Gefühl, rennen zu müssen, wegzurennen vor der Todesangst.

Natürlich hielt dieser Zustand nicht jeweils den ganzen Tag an, zwischendurch »vergaß« ich sogar die Depressionen, aber nur so lange ich unter Menschen war, am liebsten anonym wie etwa in einem Theater. Dann konnte ich mich von mir abkoppeln und voll auf das Geschehen eingehen, mich in andere Schmerzen oder Freuden einschwingen. Das Schlimmste war immer das Alleinsein.

Wo wir uns aber treffen: Auch mir hat das sogar ziemlich intensive Bemühen um sogenanntes positives Denken nichts gebracht. Im Gegenteil, ich kam mir verschaukelt vor, bezog sogar neue Schuldgefühle aus meiner Unfähigkeit, die Dinge »positiv« zu sehen.

Gruß! Verena

Liebe Verena,

Du fragtest mich in einem Deiner letzten Briefe nach der Häufigkeit meiner Therapie. Zuerst war es einmal wichtig dranzubleiben. Sobald ich einigermaßen Luft hatte, waren es zwei bis drei Sitzungen pro Woche und nach vier fünf Monaten eine pro Woche.

Was mir in einer späteren Phase sehr viel half, war, mit einer Therapeutin zu arbeiten, die auf der Basis von C. G. Jung vorging. Nach C. G. Jung ist der Mensch polar strukturiert. Jedem Pol entspricht ein Gegenpol. Solche Gegenpole sind zum Beispiel Verstand / Gefühl, Liebe / Haß, Disziplin / Disziplinlosigkeit, Angst / Vertrauen, Mann / Frau usw. Wenn ein Mensch nur einen Pol bewußt lebt, dann wird der Gegenpol zum Schatten. Betont jemand den Verstand, wirkt sich der Gegenpol, das Gefühl, im Unbewußten aus, und zwar so, daß er dem Einfluß des Ich entzogen wird. Menschen, die einseitig verstandesorientiert sind, werden manchmal von ihren Gefühlen völlig überschwemmt, können sich gegen diese Schwemme auch nicht wehren und sind ihnen hilflos ausgeliefert. Das hat mir sehr viel aufgezeigt, ich habe sehr klar begriffen, was ich da alles verdränge und was damit geschieht.

Es geht darum, die beiden Bereiche des Menschen, das Bewußte und das Unbewußte, wieder miteinander zu verbinden. Nähe und Distanz, Liebe und Aggression gehören zusammen. Wenn jemand nur einen Pol leben will, geht er am Leben vorbei, verfällt der Täuschung und der Illusion.

Was meinem Leben sehr viel Frieden und Ausgeglichenheit gebracht hat, ist das Erkennen des Dualismus. Das Annehmen der eigenen Gegensätzlichkeit, was die griechischen Philosophen begannen, setzt Jung auf der psychologischen Ebene fort. Das Ziel ist Ganzheit, Vollständigkeit zu erreichen. Es geht also nicht darum, daß wir unsere negativen Seiten ausschließen, auch nicht die Depression, und fehlerlos werden, sondern wir sollten vielmehr unsere Gegensätze in uns annehmen, Vollständigkeit anstreben, dann werden die Gegensätze, die ins Unbewußte abfließen und verdrängt werden, uns nicht mehr zerreißen.

Ein Gedanke, der mir sehr wichtig geworden ist, ist der Gedanke des Schattens, der von C. G. Jung als erster geprägt wurde. Der Schatten ist das, was wir vom Leben ausschließen, weil es nicht unseren Vorstellungen von uns und unserem Erscheinungsbild nach außen entspricht.

Selbstannahme oder Ganzwerden heißt eben den Schatten integrieren, und zwar auch die Seiten, die vielleicht peinlich sind oder für die man sich schämt. Selbstannahme ist die Integration des Schattens ins bisherige Lebensgebäude, so daß man beiden Polen, dem Bewußten und dem Unbewußten, gerecht werden kann.

Jung sagt auch: Wer sich mit seinen Abgründen, mit seinen Schattenseiten kennengelernt hat, der weiß, daß das Leben nur dann gelingen kann, wenn er mit sich selber barmherzig ist, wenn er ja sagt zu sich wie er geschaffen wurde. Nur wer dies kann, kann letztlich auch mit anderen umgehen und kann dann auch von Neid- und Eifersuchtsmustern, die sehr viele Depressive haben, Abstand nehmen.

Was ich bei C. G. Jung auch fand, wozu ich – als gläubiger Mensch – sehr zustimmen kann, ist die Erkenntnis, daß sich Gott von jedem Menschen ein einmaliges Bild macht und möchte, daß wir diesem Bild entsprechen. Man könnte dieses Bild auch Identität nennen. Wenn ich meine Identität nicht annehmen kann, mich davon entferne, gegen meine Natur lebe, entspreche ich demnach nicht Gottes Bild. Offensichtlich ist auch ein Stück weit alles, was mir widerfährt im Leben, all meine Schwierigkeiten, die ich auch mit mir selbst habe, Material, aus dem sich mein Leben und meine Persönlichkeit formt.

Es ist zum Beispiel bezeichnend, daß man jemandem begegnet und sagt, dies ist eine starke Persönlichkeit, ohne sagen zu können warum. Oftmals sind dies Menschen, die große Schwierigkeiten im Leben hatten, sich jedoch mit ihrem Schicksal versöhnen konnten. Diesen Gedanke finde ich wunderschön, nur schade, daß ich ihn in der Kirche zu wenig höre. Um herauszufinden, wie das einmalige Bild, das sich der Schöpfer von mir macht, aussieht, muß ich in meine Seele hineinhören, auf Träume achten, die Symbole erkennen. All diese Information ist nur dann hilfreich, wenn ich bereit bin, auch in die Abgründe meiner Seele zu schauen, das Dunkle und Chaotische in mir wahr- und anzunehmen. Erst dann zeigt sich, woraus ich geformt bin. Die inneren Widersprüche, die vorhanden sind, müssen ausgesöhnt werden miteinander. Für mich ist dann ein Mensch gesund, wenn diese Abspaltung möglichst unbedeutend oder sogar überhaupt nicht mehr vorhanden ist. In einem Brief faßt C. G. Jung seine Gedanken zur Selbstannahme so zusammen:

»Als Arzt gewann ich einen tiefen Einblick in das Elend und die Spaltung des heutigen Menschen. Zahllosen Menschen mußte ich helfen, daß ihr Wesen sich aus verschiedenen Komponenten zusammensetzt, aus lichten und aus dunklen. Das ist es, was man unter Integrierung versteht. Explizit zu dem Einen werden, der man von Anfang an gewesen ist.«
(C. G. Jung)

Ich habe eigentlich in allen psychologischen Schulen festgestellt, daß man davon ausgehen muß, sich vorbehaltlos anzuschauen, was uns in der menschlichen Seele begegnet, ohne daß es bewertet und verurteilt wird. Das Ziel der Therapie ist, daß sich der Mensch annehmen kann, wie er ist, daß er ja zu seiner Lebensgeschichte, zu seinem Charakter sagt, daß er sich mit allem, was in ihm ist, aussöhnt. Man kann also nur das ändern, laut meiner Erfahrung, was man angenommen hat. Wie diese Annahme möglich wird, ist unterschiedlich.

Ich habe durch den Individualpsychologen Alfred Adler gelernt, daß es die erste Aufgabe ist, das Selbstwertgefühl zu stärken. Adler ist vor allem daran interessiert, wie man Kinder zu Menschen erziehen kann, die Freude am Leben haben. Für ihn ist das wichtigste Erziehungsmittel die Liebe. Würde dies wirklich umgesetzt und gelebt, hätten Menschen mit depressiven Veranlagungen weniger Probleme.

Für die transpersonale Psychologie geht der Weg der Versöhnung über die Disidentifikation: Ich betrachte Ärger, Angst, Schuld und Fehler, ohne sie zu beurteilen, und versuche mir dann zu sagen: Ich habe Ärger, aber ich bin nicht Ärger, ich habe Depressionen, aber ich bin nicht meine Depressionen, ich habe Schuld, aber ich bin nicht meine Schuld. Ich relativiere also alles, was mich beschäftigt, ich versöhne mich mit allem in mir, es hat nicht die letzte Macht über mich, was gerade bei Depressionen sehr wichtig ist, damit man von der krankhaften Selbstspiegelung wegkommt.

Etwas vom Schlimmsten ist, wenn man versucht, Empfindlichkeiten, Schuldgefühle, eben die Depression mit Gewalt loszuwerden, man setzt sich damit einem enormen und unnatürlichen Druck aus. Viel gelernt habe ich auch in der Transaktionsanalyse, die von »falschen Antreibern« befreien, den Menschen von Dingen befreien will, die ihn knechten. Bei Depressiven ist dies sehr schwierig, da immer diese inneren Stimmen wahrzunehmen sind: Du mußt perfekt sein, du mußt etwas unternehmen, damit die anderen dich anerkennen, streng dich an, mach es allen recht, du mußt stark sein, du bist ein Versager – also das andere Extrem – du bist ein Taugenichts usw. Es ist dies eine Art Lebensskript, das einen hindert, gut mit sich selbst umzugehen. Das Allerwichtigste ist, wie gesagt, sich mit sich und seinem Leben auszusöhnen, alles in sich anzuschauen, ohne Bewertung und Urteil, und dann auf dem Hintergrund der eigenen Lebensgeschichte den Wert und die Stellung im Leben herauszukristallisieren und zu leben.

Therapien mache ich heute keine mehr. Ich habe die letzte Therapie vor drei Jahren abgeschlossen. Ich glaube, daß ich heute von mir genug weiß, so daß eine Therapie nicht mehr nötig ist.

Ruedi

Therapeutische Möglichkeiten bei Depressionen

Daniel Hell

Depressionen betreffen den ganzen Menschen. Sie gehen mit biologischen, psychologischen und sozial-kommunikativen Veränderungen einher.
Körpersprachliche Ausdrucksformen wie gebeugte Haltung, erstarrte Mimik und brüchige Stimme zeugen ebenso vom depressiven Geschehen wie das innere Leiden, das den Menschen in seinem Zentrum trifft. Wie soll eine so existentielle Leidensform in ein bestimmtes Behandlungsschema gebracht und psychiatrisch oder psychologisch behandelt werden?

Tatsächlich ist gegenüber den folgenden medizinischen Ausführungen eine gewisse Vorsicht am Platz. Nicht alle Aspekte der depressiven Problematik können von einem einzelnen Fachbereich angegangen werden. Es gilt auch, kulturelle Einflüsse und die Hilfe von Familie, Gemeinschaft und wichtigen Einzelpersonen zu beachten. Sie schaffen den Hintergrund, auf dem eine psychiatrische oder psychologische Therapie überhaupt erst einsetzen kann. Zudem darf nicht vergessen werden, daß auch die aktuellen Therapievorstellungen in einen größeren zeit- und kulturgeschichtlichen Zusammenhang einzubetten sind.

Gesundheits- und krankheitsorientierte Behandlungsansätze in der Geschichte

Gesunde Deprimiertheit und kranke Depression sind nicht scharf voneinander zu trennen. Gesundheit und Krankheit bilden Pole, die einander entgegengesetzt sind, sich aber nicht gegenseitig ausschließen. So ist es möglich, eine Depression von zwei Seiten her zu behandeln: Zum einen kann versucht werden, von der gesunden Seite her dem Kranken entgegenzuwirken und die gesunden Selbsthilfemöglichkeiten zu fördern (sogenannte salutogenetische Sichtweise). Im andern Fall kann versucht werden, auf die kranke Seite einzuwirken und damit dem Gesunden wieder Platz zu schaffen (sogenannte pathogenetische Sichtweise).

In der Geschichte der Depressionsbehandlung haben stets beide Ansätze eine bedeutsame Rolle gespielt. Besonders für leichte Depressionsfälle wurde immer wieder empfohlen, ein »gesundes Maß« an Entlastung und Belastung, an Anspannung und Entspannung, an Einsamkeit und Gemeinschaftlichkeit zu finden und den Lebensrhythmus nach dem »Pulsschlag der Natur« zu richten. Durch rechte Lebensführung, Kontemplation oder Vertrauen in eine höhere Macht sollte Gelassenheit und Sachlichkeit gefördert und Selbstüberforderung bzw. Schwermut vermieden werden.

Für schwerere Depressionsfälle wurde demgegenüber meist ein Eingriff empfohlen, der das Krankhafte beseitigen sollte. Von diesem Eingriff wurde erwartet, daß er das Schädliche aus dem Körper (z. B. mit Brech- oder Abführmittel) austreibt oder durch Gegenmaßnahmen (z. B. Schreck, Drehstuhl oder Medikamente) schwächt.

Beide Ansätze haben manches für sich. Sie wurden in der Medizingeschichte in allen möglichen und unmöglichen Varianten angewandt, kombiniert oder abwechselnd für unterschiedliche Krankheitsstadien empfohlen. Auch aktuelle Therapieangebote enthalten Elemente beider Ansätze.

Depressive Not hat aber nicht nur Heiler und Ärzte aller Zeiten herausgefordert. Auch Dichter und Denker haben sich seit jeher mit Schwermut und Melancholie des Menschen befaßt. Sie haben Aspekte der Depressionsproblematik mit Grundfragen des menschlichen Lebens in Beziehung gebracht. So war der 1968 verstorbene Religionsphilosoph Romano Guardini der Überzeugung: *»Die Schwermut ist Ausdruck dafür, daß wir begrenzte Wesen sind…«*

Er sah die melancholische Depressivität begründet in einem »Gefühl der Unerfüllbarkeit«, womit sich die Einstellung verbindet, »hier zu versagen, dort die Pflicht zu versäumen, wiederum Zeit verloren zu haben…«

Aus dieser philosophischen und religiösen Beschäftigung mit depressivem Leiden ist ein »therapeutischer Umgang« hervorgegangen, der dem medizinisch-naturwissenschaftlichen Denken fremd ist, für viele Menschen aber trotzdem eine Möglichkeit darstellt, mit den Beschwernissen des Lebens besser zurechtzukommen. Dazu gehört der Versuch, im depressiven Grunderleben eine Conditio Humana zu sehen, die es nicht abzuwerten, sondern anzunehmen gilt. So rechnet der Schweizer Philosoph Hans Saner die Fähigkeit zur Erschütterung und zur »kognitiven Melancholie« (einer Art erkenntnisorientierter Schwermut) zu den gesunden Fähigkeiten des Menschen. Dabei geht es darum, den depressiven Schmerz des Mangels und Verlustes in einen desillusionierenden Schmerz der Erkenntnis zu verwandeln und aus der dumpfen Niedergeschlagenheit eine bewußte und überlegt angenommene Ent-Täuschung zu machen. Religiöse Denker haben von einem Glauben gesprochen, »… der gelernt hat, auf dem Nichts zu stehen.« In diesem größeren Zusammenhang ist der Satz des wohl schwermütigsten Denkers, Søren Kierkegaard, zu verstehen:

»Es ist meine Überzeugung, mein Sieg über die Welt, daß ein Mensch, der die Bitterkeit der Verzweiflung noch nicht geschmeckt hat, die Bedeutung des Lebens verfehlt hat.«

Ist aber eine solche philosophische Aussage verallgemeinerbar? Ist depressiver Not grundsätzlich ein Sinn zuzuordnen? Diese Frage zu bejahen, hieße die Verneinung der Sinnlosigkeit in ihr Gegenteil zu verkehren und eine Frage zu entscheiden, die immer nur vom Betroffenen selbst beantwortet werden kann.

Therapeutische Kunst und medizinische Sachhilfe

Depressive Not erfordert Hilfe. Es steht niemandem und schon gar keinem Arzt zu, von einer möglichen Hilfeleistung abzusehen, um einer möglichen späteren Einsicht willen. Notwendende Behandlungsmaßnahmen können aber in eine Haltung eingebettet sein, die das Leiden nicht auf Pathologie und Abnormität reduziert, sondern dem Leidenden offenläßt, seine Not auch vom Gesunden her zu verstehen und sinngebend zu deuten.

Grundsätzlich gilt: Eine Behandlung ist immer dort am Platz, wo eine Depression einen großen Leidensdruck verursacht, mit drängenden Suizidgedanken verbunden ist, lange anhält bzw. sich mehrfach wiederholt und mit Lebensweisheit und gesundem Menschenverstand nicht einzudämmen ist. Eine psychiatrische Behandlung ist auch angezeigt, wenn das depressive Geschehen zu einer Einengung des Denkens und zu einer Gedächtnis- und Konzentrationsstörung geführt hat, die das Alltagsleben und den Umgang mit der depressiven Not beeinträchtigen.

Glücklicherweise lassen sich Depressionen im allgemeinen gut behandeln. Zur Verfügung stehen heute eine Reihe von spezifischen Behandlungsmethoden und von unspezifischen Behandlungselementen. *Spezifische Therapieverfahren* umfassen Medikamente, psychotherapeutische Methoden, sowie seltener auch Lichttherapie und Schlafentzug, und – in ganz seltenen Fällen – die Elektrokrampftherapie. Alle diese Verfahren haben einen nachgewiesenen Behandlungseffekt, d. h. sie führen zu einer höheren Besserungsrate, als es dem Spontanverlauf von Depressionen entspricht. Es wäre aber falsch, die psychiatrische und psychotherapeutische Hilfe auf diese spezifischen Methoden zu beschränken und die unspezifischen Einflüße der Behandlung zu unterschätzen. Denn der Behandlungseffekt, der mit diesen spezifischen Methoden erzielt werden kann, macht nur einen Teil des gesamten Erfolges einer psychiatrischen und psychotherapeutischen Behandlung aus.

So führen z. B. antidepressive Medikamente in sogenannten Doppelblindstudien, die über einige Wochen durchgeführt werden, in 20 bis 30 Prozent der Fälle zu einem besseren Behandlungserfolg als die Abgabe eines Scheinpräparates (Placebo). Der gesamte Therapieerfolg im genannten Zeitraum beträgt aber um 70 Prozent. 40 bis 50 Prozent der Wirkung läßt sich durch unspezifische Behandlungseffekte (zusammen mit dem Placeboeffekt) erklären. Zu diesen *unspezifischen Behandlungsfaktoren* gehören so allgemein menschliche Bedingungen wie das Gefühl, sich einer kompetenten Person mitteilen zu können, von einer Person verstanden zu werden oder im richtigen Moment entlastet zu werden.

Ich betone diese unspezifischen Wirkungsfaktoren, da sich die moderne Medizin immer mehr auf spezifische Sachfragen konzentriert und zu vergessen droht, daß mitmenschliche Zuwendung, Vertrauen, adäquate Ent- oder Belastung für eine erfolgreiche Depressionstherapie ebenso wichtig sind wie die richtige Anwendung einer Behandlungstechnik. Sollte der Kostendruck im Gesundheitswesen dazu führen, daß der Aufbau einer tragenden therapeutischen Beziehung erschwert wird, könnte sich der Behandlungserfolg trotz verbesserter spezifischer Therapieverfahren insgesamt verschlechtern.

Bei aller Bedeutung einzelner Behandlungstechniken ist deshalb in der Depressionsbehandlung immer auch das gesamte Therapiekonzept zu berücksichtigen. Besondere Bedeutung kommt der Arzt-Patienten-Beziehung zu. Wer sich in einer Behandlungssituation unwohl oder durch die Interventionen der therapeutischen Fachperson entmutigt fühlt, muß nicht mit der falschen Methode behandelt werden, aber vielleicht mit der falschen ›Droge Arzt‹. Hier lohnt es sich, seine negativen Gefühle in der Therapie zum Ausdruck zu bringen – oder bei Ausbleiben einer verbesserten therapeutischen Beziehung, sich durch eine andere Fachperson beraten zu lassen.

Die Behandlungssituation von depressiven Menschen ist für Therapeuten insofern herausfordernd, als die Verlangsamung des Gesprächsflusses und insbesondere der Wegfall der mimischen Synchronisation mit dem Gesprächspartner zu Fehleinschätzungen und zu einer gegenseitigen Irritation führen kann. Um so wichtiger ist es, daß sich der Therapeut durch diese Kommunikationsprobleme nicht zu unüberlegten Gegenreaktionen verführen läßt.

Appelle an den Willen wirken sich auf schwer depressive Menschen ebenso belastend aus wie gutgemeinte, aber falsche Trostworte oder allzu deutliche Mitleidsbekundungen. Wichtig ist, daß der Depressive zuverlässige Zuwendung bekommt, auch wenn er scheinbar gleichgültig oder ablehnend darauf reagiert. Je schwerer die depressive Erstarrung ist, desto mehr ist der Kranke darauf angewiesen, daß die Kontaktaufnahme und die Gesprächsführung durch andere erfolgt und der Therapeut sich dem »depressiven« Tempo anzupassen vermag.

Der therapeutische Gesamtrahmen sollte aber auch nicht zu eng sein. Es muß Raum vorhanden sein, die Behandlung den individuellen Bedürfnissen des depressiv Erkrankten anzupassen. Oft trägt ein vorübergehender Einbezug eines Angehörigen zur Entlastung bei. Angehörige sind durch die emotionalen Veränderungen und durch das Rückzugsverhalten der Depressiven häufig überfordert und laufen deshalb Gefahr, ängstlich – verunsichert oder kritisch – ablehnend auf das depressive Verhalten zu reagieren. In solchen Situationen kann ein informatives Gespräch des Therapeuten mit den Angehörigen – im Beisein oder Einverständnis des Patienten – zur Entkrampfung beitragen. Nicht selten kann ein depressiv erkrankter Mensch auch durch Krankschreibung oder in schweren Krankheitsfällen durch Hospitalisation von überfordernden Verpflichtungen entlastet werden.

Wenn stationäre Behandlung nötig ist

Die große Mehrheit der Depressionsbehandlungen kann ambulant durchgeführt werden. Das gilt auch für praktisch alle Anwendungen spezifischer Behandlungsmethoden. Nur in den seltensten Fällen ist eine Einweisung in eine Klinik wegen unabwendbarer Suizidgefahr nötig. Im allgemeinen dient eine Klinikbehandlung hauptsächlich dazu, schwer depressive Menschen zu entlasten und intensiver zu betreuen. Natürlich können auch aufwendige Abklärungs- und Behandlungsmaßnahmen stationär etwas besser durchgeführt werden.

Besonders hilfreich sind stationäre Angebote, die den depressiven Menschen sowohl einen Schonraum wie Angebote machen, den Tag besser zu strukturieren. Auch schwer depressive Menschen sind unter geduldiger Anleitung oft zu Tätigkeiten imstande, die sie infolge ihrer Initiierungshemmung alleine nicht ausführen könnten. Deshalb kann ein stationäres oder tagesklinisches Angebot auch eine Schrittmacherfunktion übernehmen. An der Psychiatrischen Universitätsklinik Zürich sind spezielle ergo- und physiotherapeutische Behandlungsprogramme entwickelt worden, die zuerst Massage, Wärmeapplikationen und Zuwendung anbieten, um zu einer Entlastung beizutragen, und erst nach einsetzender Besserung zu aktiveren Bewegungsübungen und alltagsorientierten Aktivitäten übergehen.

Auswahl der Therapiemethoden

In der Regel richtet sich die Auswahl der spezifischen Therapiemethode nach dem vorliegenden Schweregrad des Leidens und nach den Wünschen der Betroffenen. Bei schweren Depressionszuständen steht die Entlastung und die Verminderung des psychischen Schmerzes im Vordergrund. Meist vermögen antidepressiv eingesetzte Medikamente innerhalb von Wochen eine deutliche Linderung zu bringen. Medikamentös hilfreich sind eventuell auch Schlafmittel (vom Benzodiazepintypus), die dem depressiven Menschen wenigstens in der Nacht einige Stunden Ruhe bringen, oder Neuroleptika (starke Beruhigungsmittel) bei wahnhaften Depressionen.

Bei gebesserten oder nicht so schweren Depressionszuständen kann darauf hingearbeitet werden, eine verlorengegangene Rhythmizität im Tages- und Wochenablauf wiederzugewinnen. Schrittweise Aktivierung (z. B. mit Sport und Wandern) und ein fester Tagesrhythmus haben antidepressive Wirkung und können eine Psychotherapie oder eine antidepressive Medikation gut ergänzen.

Nach Abklingen eines Depressionszustandes ist es leichter möglich, depressive Risiken in der Persönlichkeitsstruktur und Lebenssituation herauszuarbeiten, um allfälligen Depressionsrisiken entgegenzusteuern. Allerdings muß ein solcher Schritt mit den Hilfesuchenden abgesprochen werden.

Spezifische Therapieverfahren

Im folgenden sollen die wichtigsten und in ihrer Wirkung belegten spezifischen Therapieverfahren dargestellt werden.

Während die psychotherapeutischen Verfahren grosso modo das Gesunde im erkrankten Menschen zu fördern suchen, zielen die biologischen Methoden mehrheitlich darauf ab, die krankhaften Erscheinungen zu bekämpfen. Konsequenterweise eignen sich die biologischen Verfahren insbesondere für schwerere Krankheitsformen, während leichtere bis mittelschwere Depressionen auch mit Psychotherapie allein behandelt werden können.

Nach dem Schema 2 auf Seite 63 besteht ein möglicher Behandlungsansatz darin, das biosoziale Grundmuster der Depression zu verändern, ein anderer darin, die psychologische Reaktionsweise oder die situative Belastungssituation zu beeinflussen. Bisher ist der Wirkungsmechanismus der medikamentösen Behandlung und anderer biologischer Verfahren nicht genau bekannt. Sie dürften aber auf die Streßregulation und auf die Aktivität bestimmter Hirnareale einwirken. Psychotherapeutische Verfahren unterstützen eine Neueinschätzung der depressiven Konstellation und tragen z. B. über eine Verbesserung der sozialen Kompetenz zu einer Abnahme der Belastungssituation bei. Dabei ist noch offen, inwieweit der psychotherapeutische Effekt eher über die Neubewertung des depressiven Erlebens, über eine Neueinschätzung der eigenen Fähigkeiten oder über eine Neuorientierung im individuellen Lebensbereich erfolgt.

1. Antidepressive Medikamente (Antidepressiva)

Zur Zeit stehen über ein Dutzend verschiedene antidepressiv wirksame Substanzen zur Verfügung. Obwohl sie an verschiedenen Überträgersystemen im Gehirn eingreifen, haben sie alle ungefähr die gleiche Wirksamkeit. Sie unterscheiden sich aber in ihren Nebenwirkungen.

Antidepressiv wirksame Medikamente lassen sich grob in »klassische« Antidepressiva (mit stärkeren Nebenwirkungen) und »neuere« Antidepressiva (mit geringeren Nebenwirkungen) einteilen. Besondere Erwähnung verdient auch das seit Jahrtausenden verwendete Naturheilmittel Hypericum oder Johanniskraut, das in hoher Konzentration bei leichteren bis mittelschweren Depressionen eine ähnlich gute Wirkung zeigt wie niedrigdosierte Antidepressiva.

Auch wenn Antidepressiva kein Abhängigkeitspotential haben, treten bei abruptem Absetzen in einem Drittel der Fälle Symptome wie Schlaflosigkeit, Unruhe und Zittern auf. Zudem dürfte das abrupte Absetzen von Antidepressiva zu einer vorübergehend erhöhten Empfindlichkeit führen, depressiv zu reagieren. Deshalb sind Antidepressiva in der Regel langsam auszuschleichen.

Leider gibt es bis heute noch keine Möglichkeit, die Wirkung eines einzelnen Antidepressivums bei einem bestimmten Menschen sicher vorherzusagen. Hat aber ein bestimmtes Antidepressivum einem Menschen schon früher geholfen – oder bei einem nahen Blutsverwandten dieser Person eine gute Wirkung erzielt –, so ist ein Versuch mit diesem Medikament empfehlenswert. Am häufigsten werden heutzutage sogenannte Serotonin-Wiederaufnahme-Hemmer (z. B. Fluctine, Seropram, Deroxat, Floxyfral, Zoloft, Gladem) eingesetzt. Diese Stoffgruppe führt zu weniger vegetativen Nebenwirkungen (z. B. Mundtrockenheit und Verstopfung) als klassische Antidepressiva. Sie kann hingegen Unruhe, Schlaflosigkeit, Magen-Darmbeschwerden sowie Sexualstörungen auslösen. Oft können solche Nebenwirkungen durch eine langsame Dosissteigerung umgangen werden. Gelegentlich sind sie aber so stark ausgeprägt, daß ein Wechsel auf ein Präparat einer anderen Substanzklasse nötig ist. Andere neuere Antidepressiva (z. B. *Effexor, Aurorix, Nefadar*) wirken relativ selektiv auf andere Überträgerstoffe und haben entsprechend ein anderes Nebenwirkungsprofil.

2. *Psychotherapie*

Die heute geläufigen psychotherapeutischen Verfahren lassen sich in psychoanalytisch orientierte Therapieformen, interpersonelle Psychotherapie und kognitive Verhaltenstherapie einteilen. Alle diese Psychotherapieverfahren versuchen, in der einen oder in der anderen Weise das negative Selbstkonzept depressiver Menschen zu verändern und das Vertrauen in die eigenen Möglichkeiten zu stärken. Dabei geht es nicht darum, depressiven Menschen ihre momentane Leistungseinbuße oder ihr Bedrücktsein ausreden zu wollen. Vielmehr wird angestrebt, die Selbstvorwürfe angesichts der bestehenden momentanen depressiven Blockade zu relativieren und die eigenen Fähigkeiten zu fördern.

Hauptziel der *psychoanalytisch orientierten Therapie* ist die schrittweise Integration abgewehrter Gefühle in die Persönlichkeitsentwicklung, bei depressiven Menschen speziell die Auseinandersetzung mit Gefühlen des Ärgers und der Enttäuschung. Die Hilfesuchenden werden unterstützt, auf innere Vorstellungen (auch Träume) und Gefühle zu achten und ihr Erleben in Zusammenhang mit früheren Erfahrungen zu bringen. Im Gegensatz zur klassischen Psychoanalyse werden die psychoanalytisch orientierten Therapien im Sitzen durchgeführt. Sie dauern zwischen 20 und 50 Stunden.

In der *kognitiven Verhaltenstherapie* stehen weniger die Gefühle als die negativen Gedanken depressiver Personen im Zentrum des Interesses. Bei depressiven Menschen finden sich besonders häufig negative Gedanken bezüglich der eigenen Person (»ich bin unfähig, wertlos«), der Umwelt (»die anderen verachten mich«) und der Zukunft (»es wird sich nie etwas ändern«). In der Therapie geht es darum, diese automatisch auftretenden Gedanken zu erkennen und zu hinterfragen. Ziel der Therapie ist es, mit den negativen Überzeugungen depressiver Menschen auch die Stimmungslage zu verändern.

Die *interpersonelle Psychotherapie* ist ein Einzeltherapieverfahren, das speziell für depressive Menschen entwickelt worden ist. Es richtet sich auf die Gestaltung der Beziehungen zu wichtigen Bezugspersonen aus. Bei der Behandlung können etwa die unmittelbaren Konsequenzen von Verlusterlebnissen bearbeitet werden. Dabei wird ähnlich wie in der kognitiven Verhaltenstherapie pädagogisch vorgegangen und z. B. der normale Ablauf eines Trauerprozesses erklärt, mit dem Ziel, vorübergehende Leistungseinbußen zu akzeptieren und die hohen Ansprüche an sich selbst herabzusetzen. Ziel dieser Therapieform ist die Befähigung der Betroffenen, ihre Beziehungen aktiver und selbtsicherer zu gestalten.

3. *Paar- und Familientherapie*

Im Gegensatz zur interpersonellen Psychotherapie werden in dieser Therapieform partnerschaftliche Belastungen und Konflikte mit beiden Partnern oder mit der ganzen Familie angegangen. Voraussetzung ist natürlich die Bereitschaft der Angehörigen, während einer gewissen Zeit selber regelmäßig an Therapiesitzungen teilzunehmen. Diese Therapieform eignet sich weniger für schwere Depressionen oder starke Suizidalität. Hingegen kann sie besonders geeignet sein, auch nach Abklingen einer Depression weiter anhaltende Paar- oder Familienkonflikte anzugehen.

4. *Lichttherapie*

Diese Therapieform ist die Behandlung der Wahl einer seltenen saisonalen Depression, die im Herbst und Winter auftritt. Man benötigt dazu spezielle Lampen mit großer Lichtstärke. Standard ist eine zweistündige Lichttherapie täglich mit 2500 Lux oder eine Behandlung mit 10 000 Lux über 40 Minuten. Am häufigsten werden heute tragbare Tischgeräte verwendet. Eine Lichttherapie sollte mindestens auf zwei Wochen angesetzt werden. Die Nebenwirkungsrate ist sehr gering. Vor der Therapie sollte jedoch eine augenärztliche Untersuchung erfolgen. Bei körperlich rüstigen Personen kann die Lichttherapie auch durch eine »Spaziergang-Therapie« ersetzt werden. Selbst wenn der Himmel bedeckt ist, reicht das diffuse Tageslicht in der Regel aus, einen aktivierenden Lichteffekt zu erzeugen. Zusätzlich profitiert der »Spaziergänger« von einer Aktivierung durch die körperliche Anstrengung.

5. Schlafentzug (Wachtherapie)

Die Wachtherapie macht sich zu Nutzen, daß das Durchwachen der zweiten Nachthälfte bei vielen Menschen am folgenden Tag zu einer Stimmungsaufhellung führt. Depressive können dieses Verfahren für sich allein anwenden. Bei schwereren Krankheitszuständen ist es aber hilfreich, wenn der Depressive in der zweiten Nachthälfte von einem Betreuer oder von anderen Patienten wachgehalten oder unterhalten wird. Der Effekt des Schlafentzugs, der meist nur wenige Tage anhält, kann durch Wiederholung (z. B. im Dreitagerhythmus) erneuert werden.

6. Elektrokrampfbehandlung (Elektrokonvulsivtherapie)

Die Elektrokrampfbehandlung wird nur bei unmittelbar lebensbedrohlichen oder schweren therapieresistenten Depressionen angewendet. Bei diesem Verfahren wird das Gehirn während eine Kurznarkose elektrisch gereizt und so ein epileptischer Anfall ausgelöst. Dieser ist allerdings in Folge der Narkose mit gleichzeitiger Muskellähmung weder sicht- noch spürbar. Als Nebenwirkungen der Elektrokrampfbehandlung treten vorübergehende Erinnerungseinbußen für die Zeit unmittelbar vor und nach der Behandlung auf.

Prophylaktische Maßnahmen

Ist eine depressive Episode weitgehend abgeklungen, stellt sich die Frage, ob eine prophylaktische Maßnahme zur Vermeidung weiterer Depressionen angezeigt ist. Gilt es doch zur Kenntnis zu nehmen, daß eine einzelne depressive Episode zwar eine gute Prognose hat, aber etwas mehr als die Hälfte der einmal depressiv erkrankten Menschen zu einem späteren Zeitpunkt wieder an depressiven Episoden leiden.

Zwar ist die Rekonvaleszenzzeit besonders geeignet, Risiken der Lebensgestaltung herauszuarbeiten, die zur Depression beigetragen haben. Nicht jeder Depressive wünscht aber eine solche empfehlenswerte Auseinandersetzung mit seiner persönlichen Lebenssituation oder seiner Persönlichkeitsstruktur. Es liegt im freien Ermessen des Patienten, ob er eine weitere *psychotherapeutische Begleitung* annehmen will oder ob er sich mit dem Erreichten bzw. mit der weiteren Durchführung einer nur symptomatischen antidepressiven Therapie ohne größere aktive Selbstbeteiligung zufrieden geben will.

Auch gilt es therapeutisch zu bedenken, daß schwerst belastete Lebensschicksale nicht ohne ungeheuren Schmerz aufgearbeitet werden können.

»Es ist unmenschlich, von Patienten einen Heroismus zu verlangen, den der Arzt sehr oft auch nicht aufbringen würde, und dem Patienten, der nicht oder nicht mehr fragt, wird das mildtätige Schweigen des Arztes am besten gerecht.« (Ida Cermak)

Wurde während einer depressiven Episode ein *Antidepressivum* eingesetzt, so sollte die therapeutisch wirksame Dosis dieses Antidepressivums noch während etwa eines halben Jahres beibehalten und erst dann schrittweise ausgeschlichen werden. Bei schweren wiederkehrenden Depressionen ist eine Langzeitbehandlung über Jahre in Betracht zu ziehen. Als Alternative zur Langzeitbehandlung mit Antidepressiva ist die Prophylaxe mit *Lithium* immer noch bedenkenswert.

Liegt eine manisch-depressive Erkrankung vor, so bietet neben *Lithium* auch *Carbamazepin (Tegretol)* und *Valproat (Depakine)* einen gewissen Schutz gegen erneute depressive und manische Episoden. Zirka zwei Drittel aller manisch-depressiv Erkrankten reagieren günstig auf eine solche Rückfallprophylaxe, während ca. ein Drittel nur ungenügend darauf anspricht, so daß andere Möglichkeiten, z. B. eine Kombinationstherapie dieser Substanzen, geprüft werden müßen. Die Verträglichkeit aller drei Medikamente ist im allgemeinen gut. Seltener zwingen Nebenwirkungen zum Abbruch der Behandlung und Umstellung auf ein anderes Präparat.

Zusammenfassende Schlußfolgerung

Zusammenfassend hat die Behandlung eines depressiven Menschen verschiedene Aspekte zu berücksichtigen. Sie ist auf den einzelnen Kranken und auf seine jeweilige Krankheitsentwicklung auszurichten. Die verschiedenen Behandlungsmethoden sollten weniger nach der psychologischen oder nach der psychiatrischen Ausrichtung der Therapeuten als nach den Bedürfnissen der depressiven Menschen ausgewählt werden. Eine gestufte Anwendung einzelner ausgewählter Therapiemethoden erscheint am besten geeignet, einen Menschen aus der Depression herauszubegleiten. Dabei gilt: Weniger ist manchmal mehr, insbesondere wenn sich aktives Eingreifen und geduldiges Zuwarten zeitgerecht miteinander verbinden – letzteres im Wissen um die Eigengesetzlichkeit des Organismus und um seine selbstheilenden Kräfte.

Normalität

Liebe Verena,

wenn ich so unsere Korrespondenz der letzten Wochen anschaue, könnte man ja beinahe annehmen, wir seien depressiv! Ehrlich, Scherz beiseite: Was machst Du eigentlich, wenn sich der Nebel lichtet und Du einen guten Tag hast?

Im Moment bereite ich mich auf zwei ganz spannende Gäste für meine sonntägliche Radio-Sendung *Persönlich* vor. Es sind dies Starkoch Horst Petermann und Bundesrätin Ruth Dreifuss.

Das ist schon ein tolles Gefühl, solche Persönlichkeiten befragen zu können. Unvergeßlich ist mir Hans-Joachim Kuhlenkampf, den ich schon als Kind bewunderte und von dem ich keine Sendung verpaßte, und plötzlich sitzt er mir im Studio vis-à-vis und wir reden miteinander. Oder Inge Meysel – ein sprühendes Temperamentbündel.

Das Schöne daran ist, daß man im Radio trotz der vielen Zuhörer eine gewisse Anonymität behält. Die Leute erkennen mich auf der Straße nicht. Dies hat mir sehr geholfen, denn mein Ausflug in die Welt des Farbfernsehens ist mir damals ganz und gar nicht bekommen, obschon mir die Arbeit als solche gut gefallen hat. Von Deinen Sendungen her hatte ich den Eindruck, daß Du Dich vor der Kamera sehr wohl fühlst.

Ruedi

Lieber Ruedi,

Du hast recht, wir haben auch gute Tage. Und wie gute Tage!

Und auch in diesem Punkt hast Du recht: Ich fühle mich vor der Kamera sehr wohl. Jetzt gerade ist mir eine Liste in die Hände gefallen, die sogenannte »Aufsteller«-Liste. Irgendwann einmal habe ich mir nämlich gesagt: Ist doch toll, wen ich alles in meinem Leben interviewt habe – das müßte mich doch eigentlich in den Depressionszeiten fröhlich stimmen.

Und da sehe ich jetzt gerade, wer von den Prominenten, die zu sprechen ich das Glück hatte, schon gestorben sind. Es sind dies unter anderem Max Frisch, Friedrich Dürrenmatt, Jean Louis Barrault, Elias Canetti, Eugène Ionesco, Karl Paryla, André Kaminski, Michael Ende, Ernst Schröder, Giorgio Strehler.

Mit jedem verbindet mich ein Stückchen Leben, eine besondere Geschichte, ein spezieller Duft. Es ist wundervoll – und ein Privileg, vergessen wir das nicht! – Menschen zu befragen, sich in der Vorbereitung auf ein Gespräch auf sie einzuschwingen, ihnen dann im Studio oder lieber noch bei ihnen zu Hause zu begegnen mit all den belebenden Irritationen wie Kamera, Ton, Licht.

So sehr mich Dein Medium Radio fasziniert, das Bild würde mir schon arg fehlen. Es ist so spannend zu beobachten, wie es denkt in jemandem, wie in Glücksmomenten auch ganz Persönliches, Anrührendes passieren kann. Diese Live-Momente sind einmalig. Vielleicht sollte ich mein nächstes Buch darüber schreiben...

Übrigens: die Aufstellerliste hat mir in den Depressionszeiten nie was genützt, leider! Mir kam und kommt dann alles schal und unnütz vor. Aber jetzt gerade freue ich mich darüber.

Liebe Grüße! Verena

Liebe Verena,

wenn ich als Moderator mit der Sendung *Guete Morge* dran bin, beginnt mein Tag bereits um 3.15 Uhr. Während die ganze Stadt noch schläft, mache ich mich auf den Weg ins Studio. Ich liebe diese Stunden zwischen Nacht und Tag.

Ansonsten sind meine Tage einem ganz einfachen Rhythmus unterworfen. Um 6 Uhr 15 stehe ich auf und dusche mich. Kalt, warm, wechselweise, wie sich das so gehört. Frühstücken lernte ich von meiner Frau. Früher verließ ich das Haus immer ohne Frühstück, jetzt esse ich immer etwas, trinke zwei, drei Tassen Kaffee und überfliege die Zeitung. Meistens fahre ich mit dem Zug ins Studio, habe also dementsprechend Zeit, eine weitere Zeitung zu lesen. Ich bin so etwas wie ein Info-Junkie.

Sobald ich ins Geschäft komme, beginnen die Vorbereitungen für die Sendung, d. h. weitere Zeitungen lesen, mit den Musikredakteuren und -redakteurinnen über das Musikprogramm sprechen, Vorgespräche mit den Kollegen über die Gäste vom nächsten Tag führen.

Meine wichtigsten Informationsquellen sind für mich vor allem Zeitungen und Zeitschriften; manchmal sehe ich mir auch Talkshows im deutschen Fernsehen an, weil ich oft im Talkbereich tätig bin. Ich mache mir Gedanken über weitere Themen, die ich dann an unseren Konferenzen vorschlage.

Im Prinzip bin ich im Studio ständig in Aktion, muß auswerten und ausloten, weshalb ich mir so kleine Ruheinseln gönne, in denen ich dann entweder völlig alleine einen Kaffee trinke oder mit einem Kollegen, einer Kollegin einen Schwatz halte. Wir sprechen dann eigentlich zu 90 Prozent der Fälle über private Angelegenheiten und nicht über das Radio. So im Stil: Wie geht es dir, was beschäftigt dich im Moment, wie geht es mit den Kindern, der Partnerschaft? usw. Solch eine kurze Pause von ca. 15 Minuten habe ich pro Tag ein, zwei Mal. Auf diese Weise treffe ich auch immer wieder einen Kollegen oder eine Kollegin, die ähnliche

Geschichten durchlebt haben wie ich, was zu einer ganz anderen Qualität von Gespräch führt. Smalltalk brauche ich nun wirklich nicht.

Über Mittag mache ich zweimal pro Woche Sport, entweder gehe ich joggen oder in den Kraftraum. Es kommt auch vor, daß ich am Abend noch eine Stunde Sport mache. Die Abende sind bei mir sehr verschieden. Im Moment sitze ich einmal pro Woche im Englischkurs. Auch habe ich einen Pflichtkonsum im Fernsehen, wie Tagesschau, 10 vor 10, Politmagazine und Sport, was aber immer auch eine Zeitfrage ist. Es kommt auch vor, daß ich selber ins Stadion gehe mit meinem Sohn und meiner Frau, meine Tochter hat schon ihr eigenes Programm. Ab und zu gehen wir ins Kino.

Alles in allem kann ich sagen, daß die Abende sehr geruhsam sind. Natürlich haben wir auch manchmal Besuch, oder wir gehen ins Restaurant essen. Es kann schon vorkommen, daß ich Talkshows moderiere auf Anfrage von Firmen, politischen Parteien oder sozialen Institutionen. Als Laientheologe habe ich schon Trauungen vollzogen, was sehr viel Spaß machte. Auch kommt es vor, daß ich am Sonntag von einer Landes- oder Freikirche eingeladen werde, eine Predigt zu halten, die dann mehr einem Vortrag gleicht. Ich versuche aber, einen Text aus dem alten oder neuen Testament als Grundlage zu nehmen und aufgrund dessen eine Geschichte zu erzählen.

Ich bin ein sehr neugieriger Mensch, ich versuche in meinem Alltag sehr wach zu sein, aufmerksam. Im Journalismus ist die Neugierde eine der wichtigsten Eigenschaften, und zwar für alle möglichen Themen. Auch möchte ich nicht alles vorausplanen, sondern mir Raum schaffen für Begegnungen, für Unvorhergesehenes. Ich plane immer ein Minimum, das habe ich in einem Zeitmanagementkurs gelernt. Es gibt im Beruf bestimmte Sachzwänge, aber die Freizeit muß man ja nicht auch noch damit ausfüllen.

Bin ich auf Sendung, läuft alles nach einem Minutenplan

ab, den ich genau einhalten muß, dort habe ich also sehr wenig Freiraum. Spontaneität ist etwas, das aus einer gut organisierten Umgebung entstehen kann. Früher dachte ich, alles müsse Chaos sein. Heute weiß ich, daß eine gewisse Ordnung vorhanden sein muß, damit das Chaos sich entfalten und einen Platz einnehmen kann.

Klingt alles wohl sehr banal? Da ich jedoch sehr oft bis zu eine Million Menschen in den Tag begleiten darf, muß ich nicht zusätzlich Dinge tun, die einen Eintrag ins Guinness-Buch der Rekorde finden würden...

Herzlichst, Ruedi

Lieber Ruedi,

gehörst Du eigentlich auch zu den Lesern der Kolumne *Ein Tag im Leben von...* im Magazin des *Tages-Anzeigers?*

Ich versuche mir jeweils vorzustellen, wie diese Menschen wirklich leben und was allenfalls ausgespart bleibt in den knappen Porträts. Und dabei muß ich häufig lachen: Die Tagesabläufe der geschilderten Menschen sind mir fremd, weil ich mir einfach kein Leben vorstellen kann, das in solch geordneten Bahnen verläuft. Wenn vom grauen Alltag die Rede ist, vom Ausbrechen aus besagtem grauen Alltag, kann ich nur sagen: Das kenne ich nicht. Mein Alltag ist meist sehr farbig, manchmal ist er schwarz oder rotglühend, und zwar dann, wenn die Depressionen über mich hereinbrechen, aber nie grau.

Seit ich Dir schreibe, kann ich allerdings eine gewisse Regelmäßigkeit feststellen, die ich gar nicht mal so unangenehm finde. Sie entspricht freilich völlig meinem Rhythmus, ist von niemandem diktiert.

Also: Heute beispielsweise bin ich recht fleißig gewesen. Ich bin um sieben Uhr aufgestanden, das ist für mich recht früh, kein Vergleich also zu Deinen mörderisch frühen Zeiten!, las die Zeitungen, rauchte – leider –, trank meinen Kaffee und versuchte, mich so allmählich in den Tag hineinzuschwingen. Dann habe ich Tennis gespielt, damit ich mich wenigstens einmal pro Woche tüchtig bewege, danach herumtelefoniert, meist beruflich, und dann weitergeschrieben. Etwa drei Stunden später bin ich wieder ins Bett gegangen. Es ist ein herrliches Gefühl, zu einer Zeit, in der andere Leute irgendwo im Büro sitzen und auf die Mittagszeit warten, ins Bett zu gehen! Erst lese ich im Bett, weil lesen, zu welcher Tageszeit auch immer, lebensnotwendig für mich ist. Nein, keine Fachliteratur, sondern Belletristik. Und wenn's mir ganz mies geht und ich fast nichts mehr lesen kann, dann eben Kinderbücher. Und dann schlief ich einige Runden.

Danach ging ich in die Stadt, kaufte ein, Mittagessen fiel heute flach, und dann packte mich die Aufräumwut. Was ganz harmlos mit dem Kauf eines Entkalkers begonnen hatte, endete mit dem Entkalken sämtlicher Haushaltsgegenstände, mit staubsaugen, Böden wischen, bügeln, Badezimmer putzen und so weiter und so fort. Dies ist für mich eine fabelhafte Methode, um meinen Gedanken weiter nachzuhängen, zu überlegen, wo ich welche Textpassagen noch einfügen möchte.

Endlich war ich wieder todmüde – das altbekannte Phänomen, daß ich bei Arbeit jeglicher Art Zeit und Raum vergesse – und also wieder Zeit für eine Runde Schlaf. Zuvor noch ein wonnigliches Schaumbad. Seit dem Abend schreibe ich. Und nun ist es bereits weit nach Mitternacht.

Solche »happy days« kann ich mir natürlich auch nicht jeden Tag erlauben. Wenn ich beispielsweise Termine im Fernsehen habe, sieht der Tag nach der obligaten Morgen-Anwärmphase, wo mich tunlichst keiner stören darf, anders aus.

Aber ich arbeite nicht mehr so intensiv, ja, so verrückt viel fürs Fernsehen wie früher. Als sogenannte Freie Mitarbeiterin – das wird Dir nicht vertraut sein – arbeitete ich manchmal bis zur Erschöpfung. Und manchmal – und dann kamen die Depressionswolken – war nichts los. Dann saß ich da, starrte auf die Straße, auf die Leute, die irgendwohin gingen und fühlte mich von Gott und der Welt verlassen.

Aber wir wollen ja von den frohen Tagen sprechen. Ich habe festgestellt, daß ich neben meiner Fernsehtätigkeit heutzutage nicht mehr so viele Termine haben möchte, daß ich neben dem Unterricht, den ich an der Schauspiel-Akademie gebe – und sehr gerne gebe –, neben bildhauern, malen, eigene Projekte fürs Theater austüfteln, viel mehr Zeit für mich selber brauche als früher.

Ich bezahle, das muß mit allem Nachdruck gesagt werden, teuer für diesen Luxus. Die Kehrseite der Medaille ist nämlich, daß ich manchmal eben keine Aufträge habe. Und damit sehr schlecht umgehen kann. All die schönen Dinge, die ich gerne tue, so lange ich beruflich einen roten Faden habe, verlieren ihren Reiz, wenn ich nicht konkrete, bezahlte Arbeit in überschaubaren Abständen habe. Und das hängt nicht nur mit den normalen Existenzängsten zusammen, sondern mit meinem Wahn, gebraucht werden zu müssen.

Was ich mir wünsche – und auch da unterscheide ich mich wohl von vielen Menschen – ist eine Tätigkeit, die mir entspricht und die ich machen kann, bis ich eines Tages tot umfalle. Also kein Gedanke an Pensionierung!

So, nun ist es unwiderruflich Zeit, ins Bett zu gehen. Morgen erwartet mich ein ganz anderer Tag. Bis bald, lieber Ruedi

Deine Verena

P.S. Ich habe fast vergessen: zu meiner Arbeit höre ich pausenlos klassische Musik. Im Moment schwingt Schubert obenauf mit etwas Beethoven. Sonst ist es meist Mozart. Was für ein Glück, daß mein Sohn nicht mehr hier wohnt, er würde Zustände bekommen...

Und, das beichte ich höchst ungern, zwischendurch lege ich mir jeden Tag Patiencen, absolute Idiotenpatiencen, aber sie entspannen mich.

Buona notte!

Liebe Verena,

als Mensch, der einen geregelten Ablauf und eine klare Arbeitsstruktur bevorzugt, kann ich mir das vogelfreie Leben eines sogenannten »freien Mitarbeiters« gar nicht vorstellen. Zudem muß ich meine Familie ernähren, und wenn ich an die Strapazen denke, ständig mit neuen Themen bei den zuständigen Redakteuren auftauchen zu müssen, sie begeistern zu müssen, den Auftrag unbedingt bekommen zu müssen – das kann ich mir beim besten Willen nicht vorstellen. Wie schaffst Du das bloß? Und: Ist der Lohn der Freiheit wirklich so süß?

Was Du über den »Wahn, gebraucht zu werden« schreibst, hat mich sehr beschäftigt. Das scheint ein Basisproblem unter Schauspielern und Medienleuten zu sein. Ich denke, daß da nebst allem ein sehr grundliegendes Bedürfnis mitschwingt: Man möchte wissen, daß man wertvoll ist, daß der Beitrag, den man leistet, etwas Sinnvolles darstellt. In einer Welt, in der Schicksale, Naturkatastrophen, Kriege und Megafusionen oft im 30-Sekundentakt abgehandelt werden und man selbst ein Teil dieser so gnadenlosen Maschinerie ist, ein durchaus nachvollziehbares Bedürfnis.

Und wie lebst Du es aus?

Fragt ein nachdenklicher Kollege und Freund.

Ruedi

Lieber Ruedi,

ja, Du hast recht, als »vogelfreier« Mitarbeiter ist das Leben nicht immer ein Zuckerschlecken. Viele Jahre mußte ich meine Au-Pair Mädchen bezahlen (die ich brauchte, weil ich Zeit meines Lebens gearbeitet habe) und nach der Scheidung für meinen Sohn aufkommen. Das war manchmal verdammt hart, vor allem dann, wenn ich in die Depression abrutschte und nicht wußte, wie es weitergehen soll. Und das war wohl auch einer der Gründe, warum ich mich nie auf einen langen, vielleicht erfolgreichen Klinikaufenthalt eingelassen habe. Nach zwei Wochen habe ich zum Entsetzen der Ärzte jeweils mein Bündel wieder gepackt.

Aber trotz allem antworte ich auf Deine Frage: Doch, der »Lohn der Freiheit« ist es wert, wenn auch nicht immer »süß«.

Zu Deiner zweiten Frage: Natürlich beschäftigt mich die Welt mit all ihrer Not. Ich will Dir ein Beispiel erzählen: Vor Jahren war ich im Tessin bei Freunden. Es war ein quasi vom Arzt verordneter Ferienaufenthalt. Meine Freunde hörten nur Radio. Eines Abends aber stellten sie die Nachrichten im Fernsehen an. Und da sah ich ein totes Kind auf dem Boden mit aufgeblähtem Bauch. Ich fing an zu schreien und zu weinen. Meine Freunde waren völlig bestürzt, sie wußten, daß ich jahrelang die Off-Texte in der Tagesschau gesprochen hatte und konnten sich meine Reaktion nicht erklären.

Erst nach längerem Nachdenken kam ich darauf: Wenn ich beruflich Texte sprechen muß, spalte ich den Inhalt ab und konzentriere mich völlig aufs Sprechen. Ich hatte mir sogar eine Technik zugelegt, möglichst nur auf den unteren Bildrand zu schauen, wo der *Timecode* eingeblendet ist, also die Zeit, wo ich mit dem Sprechen einsetzen muß. Nun aber, unvorbereitet, trafen mich das Geschehen und vermutlich viele andere Bilder, die ich trotz allem gespeichert hatte, mit voller Wucht.

Ja, wie damit umgehen? Einerseits fühle ich mich oft hilflos, andererseits habe ich gelernt, daß Kleinigkeiten wichtig sind. Wenn ich es also in einem Fernsehgespräch fertig bringe, daß die Zuschauer lächeln können oder daß sie zu einer Einsicht gelangen, etwas Neues erfahren, dann hat sich das Gespräch gelohnt. Dasselbe habe ich auch schon auf der Bühne erlebt: daß plötzlich eine liebevolle Zustimmung vom Zuschauerraum aus auf mich zukam. Ich durfte spüren, daß es Dinge gibt, die uns alle etwas angehen, wo wir – ohne jetzt in Kitsch verfallen zu wollen! – Brüder und Schwestern sind. Und den Gedanken, das sei angesichts der Schrecklichkeiten in der Welt doch nur ein Tropfen auf den heißen Stein, diesen Gedanken lasse ich einfach nicht mehr zu, weil er nur zersetzend ist.

Liebe Grüße, Verena

Schuld

Liebe Verena,

die Schuldfrage, das ist zugegebenermaßen eines meiner Hauptthemen. Und wenn wir schon so offen über alles sprechen, will ich dieses für mich sehr schmerzhafte Thema nicht länger auf die lange Bank schieben.

Die Schuldgefühle waren in meinen depressiven Phasen jeweils sehr stark. Man hat das Gefühl – völlig irreal – daß man an irgend etwas schuld ist. Ich fühlte mich für jede Mißstimmung in meiner Umgebung verantwortlich, respektive schuldig. Selbst mit kognitiver Therapie, also mit der Bearbeitung bestimmter Gedankengänge und -muster, konnte ich diese Schuldgefühle in gewissen Zeiten nicht ablegen. Die sitzen einfach zu tief.

Während meiner Therapie bin ich dann auf einen interessanten Punkt gestoßen: Mit fünfzehn Jahren kam ich in Kontakt mit einer religiösen Gruppierung, die sehr intensiv um neue Anhänger warb. Mich zog die Ausstrahlung der Mitglieder stark an, denn sie schienen so genau zu wissen, um was es im Leben geht, sie waren so selbstsicher, sie hatten alles, was mir fehlte: Selbstbewußtsein, die Zugehörigkeit in eine schützende Gruppe usw. Ich engagierte mich sehr stark in dieser Vereinigung, auch ich begann zu missionieren, ohne daß ich die Autoritäten dieser Gruppe je in Zweifel zog. Schließlich hatte ich auch als sehr angepaßtes Kind immer das gemacht, was man mir sagte.

In dieser christlichen Jugendgruppe habe ich jahrelang soviel über einen Gott gehört, der bestraft, über Gericht und Hölle, über Fegefeuer und das Bild eines Gottes, der in erster Linie Buchhaltung über gemachte Fehler führt, daß mich dies tief geprägt hat. Man darf dies nicht unterschätzen, da man dieses Bild dermaßen verinnerlicht, daß massivste Schuldgefühle aufkommen.

Sogar gedankliche Spielereien können Schuld verursachen. Sieht man zum Beispiel eine schöne Frau und stellt sich irgendwelche erotischen Sachen vor, die man mit dieser Frau zusammen anstellen könnte, trägt man tagelang danach ein schlechtes Gewissen mit sich herum. Ein anderes Beispiel ist, daß man die dunklen Seiten im eigenen Leben wahrnimmt und sich wegen dieser dunklen Seiten verurteilt. All dies sind Dinge, die mir gewaltig zusetzten. Schuldgefühle können eine regelrecht zersetzende Wirkung zeigen. Sie fressen sich wie Säure im Gehirn fest.

Bei mir kommt auch immer wieder ein Schuldgefühl gegenüber meiner Familie und den Freunden auf. Es ist ja auch fatal, wenn man nicht mehr in der Lage ist, Freude zu empfinden. Wie soll man auch, wenn man am Morgen wegen Antriebsstörungen kaum aus dem Bett kommt?

Du schreibst, daß Dich morgens Panikattacken überfallen – ich konnte mich kaum rühren. Selbst Energie- oder Vitamindrinks helfen nicht. Es ist, als ob man an Ort und Stelle treten würde, man kann sich nicht vom Fleck rühren und schleppt sich in den Tag hinein. Ich habe viele Sitzungen erlebt, in denen ich einfach dasaß, dabei hätte ich Ideen liefern sollen. Wir machten Brainstormings, doch kamen einfach keine konstruktiven Ideen in mir auf, woran ich fast verzweifelte, denn ich merkte natürlich, daß die anderen Teilnehmer Desinteresse vermuteten, wenn nicht sogar Schlimmeres. Dabei hat es damit überhaupt nichts zu tun, man ist schlichtweg unfähig, etwas zu produzieren, und die kleinsten Schritte und Gedankengänge zu unternehmen, kostet riesige Anstrengungen.

Depression ist eine Lähmung, der Kopf ist leer, die Gefühle sind wie weggeblasen und die Kreativität ist stillgelegt. Nichts geht vorwärts, nichts ist in Bewegung. Alltägliche Arbeiten werden zur Last, man ist unfähig, Dinge zu tun, die an einem normalen Tag selbstverständlich sind. In solchen Momenten versucht man, Menschen möglichst zu meiden, umgeht Situationen, in denen man in Berührung mit anderen Leuten kommen könnte. Diese Strategie macht es natürlich nicht einfach, vor allem wenn man, wie ich, einen Beruf ausübt, der mit Kommunikation zu tun hat und es wichtig ist, daß man auf andere Leute zugeht, eine aktive Rolle übernimmt. In solchen Momenten endet alles in einem riesigen Frust. Und prompt sind die Schuldgefühle wieder da. Ein wahrer Teufelskreis.

Ruedi

Lieber Ruedi,

Schuld – ich weiß gar nicht, wie darüber sprechen.

Schuld ist in Depressionszeiten zu meinem ständigen Begleiter geworden. Ich denke an die vielen Male zurück, in denen ich fand, ich hätte meinem Sohn gegenüber versagt, als Mutter, als Frau, als Mensch überhaupt.

Freunde haben versucht mich zu beruhigen, haben gesagt, mich treffe keine Schuld, zumal ich meinem Sohn gegenüber immer ganz offen gewesen sei. Vor allem aber hat er mich immer wieder getröstet, beteuert, mich treffe keine Schuld.

Aber, das wirst Du wissen, Ruedi, wenn es einem schlecht geht, kann man nicht daran glauben.

Mein Sohn hat mir eben erst wieder gesagt, daß wir uns über die Schuldfrage häufig unterhalten haben, ja, daß er manchmal sogar ungeduldig wurde, weil ich es nicht zu verstehen schien. Und eigentlich ist es mir erst jetzt beim Schreiben bewußt geworden, welch ein Glück ich habe! Wenn ich das nur in Erinnerung bewahre, falls mich wieder einmal eine Depression erwischen sollte.

Worüber ich leichter sprechen kann, ist die Schuld Gott gegenüber. Ich habe mir lange vorgestellt, daß ich eines Tages vor Gott hintreten werde, und er mich fragen wird: »Was hast Du mit den Talenten gemacht, die ich Dir mitgegeben habe?« Und ich würde beschämt dastehen.

Und dann, handkehrum, kam die große Wut: Wer ist dieser Gott, der solche Schmerzen, solche entwürdigenden Lebensphasen zuläßt? Wo bleiben da Güte, Liebe, Mitleid?

Das klingt jetzt vielleicht oberflächlich, kindisch gar. Es ist so schwer, darüber zu sprechen. Die Frage nach Gott beschäftigt mich, seit ich denken kann, und noch immer habe ich keine schlüssige Antwort gefunden.

Von vielen Menschen habe ich gehört oder gelesen, daß sie Gott, wenn es ihnen schlecht geht, nicht spüren. Daß man anfängt zu zweifeln, ob es ihn überhaupt gibt. Da scheine ich also nicht allein zu sein.

Im Mai 1993 war ich bei meiner Odyssee nach Hilfe auch bei einem Pater. Ich verlebte zusammen mit rund einem Dutzend anderer Menschen eine sehr intensive Woche in einem Kloster. Der Tag begann frühmorgens mit Meditation und Kurzmesse in der Kapelle, nach dem Frühstück folgte ein Vortrag des Paters, dann kam Sitz- und Gehmeditation, dann Leibarbeit, alles in absolutem Schweigen von seiten der Teilnehmer bis hin zum Mittagessen. Dann Freizeit, dann Gespräch im wahrsten Sinn des Wortes über Gott und die Welt. Dann wieder Meditation, dann Abendessen, und schließlich noch Einzelbesuche beim Pater.

Ich hatte Pater Franz-Toni Schallberger schon vorgängig aufgesucht und war überrascht. Ich hatte mir, nach dem, was ich von ihm schon gehört hatte, vermutlich eine Art Fernsehprediger vorgestellt, und nun sah ich mich einem kleinen, unscheinbar wirkenden, bescheidenen Mann gegenüber, der dauernd weggerufen wurde. In der Woche lernte ich, daß man auch charismatisch sein kann ohne großes Aufhebens, und am Schluß war ich nicht nur um eine wundervolle Erfahrung reicher, sondern auch um die Zuversicht, einen Zufluchtsort gefunden zu haben. Der Zufluchtsort zerschlug sich, weil sich Pater Schallberger für zwei Jahre vom Kloster verabschiedete, um sich vom unglaublichen Streß zu erholen, dem er sich viele Jahre ausgesetzt hatte.

Aber bevor er ging, machte ich ein Interview mit ihm, und aus diesem Gespräch möchte ich Dir einige Abschnitte vorlegen.

Ich: *»Welche Nöte begegnen dir in Gruppen- wie in Einzelgesprächen am häufigsten?«*

Pater: *»Die Nöte hängen immer mit dem Weg zum eigenen Ursprung zusammen. Das Thema, das mir am meisten begegnet, ist die Auseinandersetzung mit den eigenen Eltern, vor allem mit der Mutter. Mir fällt dabei auf, daß die Beziehung zu Gott von der Beziehung zu Vater und Mutter geprägt ist. Es scheint mir unmöglich zu sein, daß ein Mensch voll zu Gott finden kann, wenn er das Elternproblem nicht auf irgendeine Art gelöst hat. Dahinter steht ein für mich ganz wichtiges Grundprinzip: Das Leben ist uns nicht von den Eltern gegeben, sondern durch die Eltern. Auch wenn ein Mensch eine sehr gute Beziehung hat zu Vater und Mutter, muß er doch durch sie hindurchfinden, um zum Lebensursprung zu gelangen und damit zu sich selber. Das Sichfinden und Gottfinden hängt zuinnerst zusammen.«*

Ich: *»Ich hätte vermutet, die größte Not sei die Isolation, die Angst vor Einsamkeit.«*

Pater: *»Natürlich, die Isolation, das Getrenntsein von sich, vom eigenen Wesen oder auch die Angst vor der Begegnung mit Menschen, vor eigenen Fantasien und Gefühlen, die Angst auch vor der Begegnung mit Gott, ist die größte Not. Ich denke, eine der Grundnöte unserer Zeit ist das nicht mehr Geerdet-Sein, das nicht Verwurzelt-Sein im eigenen Ursprung, nicht mehr vom eigenen Ursprung zu wissen.«*

Ich: »*Viele Menschen sind doch als Kinder bei sich, und die Trennung findet erst später statt. Als Babys wissen sie auch noch nichts von Gott. Oder ist Gott bei ihnen, ohne daß sie es wissen?*«

Pater: »*Gott ist auf jeden Fall im Menschen, auch ohne daß er es weiß. Gott ist in der Welt, das ist die Schöpfung. Wir können es vergleichen mit der Geschichte vom Paradies. Wenn der Mensch unter einigermaßen normalen Bedingungen aufwächst, ist er zunächst im Paradies. Die Eltern, seine Umwelt, dies alles ist eine Einheit. Dann plötzlich kommt das ›Ich bin‹, ›Ich will‹.*

Der Mensch beginnt sich abzugrenzen und erfährt, daß es eben nicht rund läuft, daß er sich selber entfremdet ist. Ich würde es mit dem alten Begriff ›Erbsünde‹ benennen, aber wir müssen ihm einen anderen Namen geben, zum Beispiel ›Selbstentfremdung‹. Selbstentfremdung, das ist Erbsünde heute.«

Ich: »*Aber Sünde heißt doch immer, der Mensch hat etwas dazu beigetragen!*«

Pater: »*Genau darin liegt das Problem. Der Mensch trägt nichts dazu bei und ist doch darin verhaftet. Ich mache da einen großen Unterschied zwischen Sünde und Schuld. Sünde, das ist etwas, woran wir nicht schuldig sein müssen, es ist ein Getrenntsein von Gott, von den Mitmenschen, von mir. Schuld dagegen ist, wenn ich selber dran schuld bin.*«

Ich: »*Sind zu dir schon Anhänger von Sekten gekommen, zum Beispiel Sanjassins, und wie gehst du mit ihnen um?*«

Pater: »*Ich unterschiede gerne zwischen religiösen Gruppierungen und Sekten. Sekten haben einen gewissermaßen anrüchigen Aspekt, etwas Verurteilendes, Abgespaltenes, was ja das Wort selbst schon aussagt, Sektor = Sekte. Aber es gibt Menschen, die mir – religiös gesehen – ganzheitlich erscheinen, obwohl sie nicht in einer Landeskirche sind. Mit Sanjassins kenne ich mich nicht aus. Für mich wird das Re-*

ligiöse da gefährlich, wo es darum geht, sich in etwas hineinzusteigern. Das Eigentliche des Religiösen liegt immer im NÜCHTERNEN. *Nüchtern heißt nicht gefühllos, sondern es hat damit zu tun, daß ich wirklich auf den Boden komme, real bleibe, nicht in Gefühlen bade, vor allem nicht in religiösen Gefühlen.«*

Ich: *»Aus meiner Kindheit habe ich in Erinnerung, daß der Körper etwas Unsauberes ist und die Religion eher körperfeindlich eingestellt ist. Viele gläubige Menschen sind daran zerbrochen oder haben sich von der Kirche abgewendet. Hier in Matran besteht ein Teil der Meditation in Leibarbeit, das erstaunt mich.«*

Pater: *»Das Nichteinbeziehen des Religiösen in das Leibliche ist sehr schlimm. Noch immer müssen wir heute die Wunden heilen, die damals geschlagen wurden. Damals hatte Religion vorwiegend etwas mit Leistung, mit Kopf, mit Denken zu tun. Nur dann galt man als religiös. Allerdings weiß ich von vielen älteren Menschen, daß sie beim Beten sehr in ihrem Leib sind und sehr gelöst. Das Christliche ist ja* DIE *Religion des Leibes. Keine andere Religion betont den Leib so sehr wie das Christliche. Gott wird Leib, wird Mensch, er gibt sich uns in seinem Leib, stirbt für uns in seinem Leib. Er wird auferweckt in seinem Leib, er fährt in seinem Leib zum Himmel.*

Leib ist für mich das, was ich bin. Und Psyche und Leib sind nicht trennbar.«

Ich: *»In deinen Lesungen und auch in deinen Büchern betonst du immer wieder, daß man durchs Leid hindurch muß. Ich würde statt dessen so gerne lachen und strahlen und mich freuen. Diese Betonung des Leids finde ich bedrückend, und subjektiv habe ich das Gefühl,* ER *ist gerade dann am fernsten, wenn ich ihn am meisten brauchen würde. Und dann denke ich mir: Der Pater Franz-Toni ist eigentlich zu beneiden. Er hat seinen Boden hier im Kloster, ist trotz der vielen Menschen, die zu ihm kommen, geschützt. Die*

Menschen aber müssen nach einer Woche zurück und fallen dann womöglich erst recht auf die Nase, weil sie merken, daß sich keiner mehr so um sie kümmert wie hier, wo man weinen kann, wenn einem danach zumute ist und man getröstet wird.«

Pater: »*Es stimmt, ich bin hier aufgehoben. Vom Ort her, vom Bezug zu meinen Mitbrüdern, von Dingen, die ich mir aufgebaut habe. Aber auch du, auch die andern, können immer wieder hierher kommen. Wenn sie das in einer gewissen Regelmäßigkeit tun, können sie mit der Zeit auch etwas aufarbeiten. Und außerdem bleibe ich mit Briefen und Telefonaten mit den Menschen in Kontakt.«*

Ich: »*Seit ich in Matran war, ist etwas in mir drin, das ich freilich noch nicht Christus nennen kann und das auch erst ganz zaghaft da ist. Ich nenne es schüchtern ›ES‹.«*

Pater: »*Ich finde, daß du sehr ehrlich bist, du machst nicht einfach nach, was andere sagen. Wenn ein Mensch seinem inneren Wesen, seiner Seele, einen anderen Namen gibt, habe ich nichts dagegen, es ist sogar sehr gut, erst zu warten. Wenn du jetzt schon spürst, ich bin drinnen nicht ganz allein, sondern bewohnt, dann ist das unendlich viel, und wenn das Gefühl auch nur ganz winzig klein ist. Es ist wichtig, auf die Ansätze zu achten und sie weiterzuentwickeln.«*

Ich: »*Zwei Begriffe beschäftigen mich schon lange: Stolz und Demut. Stolz ist doch etwas Schönes, auch wenn es auf der anderen Seite Verhärtung bedeuten kann. Bei Demut fällt mir gleich Unterwerfung ein. Einerseits habe ich eine tiefe Sehnsucht nach Anbetung, nach Verehrung, nach etwas Großem, aber gleichzeitig kann ich einfach nicht sagen: ›Dein Wille, nicht mein Wille geschehe‹.«*

Pater: »*Ich sehe das von meiner Erfahrung her etwas anders. Vor allem Demut wird meist in Zusammenhang mit Unterwerfung gebraucht: ›Ich bin kleiner, ich habe nichts mehr zu sagen‹. Das ist nicht Demut. Demut ist eigentlich der Mut zum Leben, bedeutet ganz auf dem Boden zu bleiben. Lateinisch: humilis = humus= Boden. Sich seines eigenen Ursprungs bewußt zu sein, das ist Demut. Ich bescheide mich mit dem, was mir gegeben ist, was ich wirklich bin, weder mehr noch weniger. Unter dem zu leben, was mir gegeben ist, ist nicht demütig, sondern bedeutet, daß ich mich nicht ernst nehme. Ähnlich ist es bei Stolz. Stolz ist nicht Erhabenheit, nicht Aufgerichtetsein, sondern Überheblichkeit. Ich setze mich über andere und über Gott. Ein Mensch, der erhaben, aufrecht ist, ist ein selbstbewußter Mensch, ein Mensch, der seiner Würde bewußt ist, ist sich Gottes bewußt. Das sind ganz verschiedene Schuhe!«*

Manche Leute gehen am Sonntag in die Kirche, ich habe meinen heutigen Sonntag damit verbracht, dieses für mich sehr eindrückliche Gespräch nach vielen Jahren wieder zu lesen. Nochmals ganz explizit zur Schuld: Ich kann die Schuldfrage nicht trennen von der Frage nach der Ursache der Depression. Obwohl mich einige Therapeuten davon abzuhalten versuchten, das Warum zu erforschen, habe ich nie nachgelassen, darüber nachzudenken, was der Sinn von Depressionen sein könnte. Sollten sie mich davor bewahren, arrogant zu werden? Sollten sie mich auf die wahren Werte des menschlichen Lebens aufmerksam machen?

Ruedi, ich weiß es nicht. Ich weiß nur, daß es am einfachsten wäre, könnte ich mich damit zufrieden geben, die Depressionen als biologischen Defekt anzusehen. Punkt, basta.

Was denkst Du dazu?

Verena

Liebe Verena,

von einem kurzen Abstecher ins Tessin sende ich Dir einen lieben Gruß und die Ankündigung, daß mich Dein

Brief über die Schuldfrage sehr zum Nachdenken gebracht hat.

Antwort kommt bald.

Ciao, Ruedi

Liebe Verena,

Dein Brief hat mich sehr tief berührt, denn der Weg, den der Pater schildert, ist auch mein Weg. Mein heutiges Gottesbild, man soll sich ja kein Bild von Gott machen, und das tue ich auch nicht – aber für mich hat Jesus von Nazareth in konkretester Form alles ausgedrückt, was ich unter Gott verstehe; Jesus sagte ja auch, er sei der Hinweis auf Gott und nicht der ständige Aufpasser und Beobachter, der die Urangst als Grundgefühl schürt.

Das, was Jesus von Nazareth sagte, stellt die christliche Lebenskultur, die Kunst des gesunden Lebens und die Prägung durch Barmherzigkeit dar. So wollte es Christus. Es ist leider bezeichnend für die heutige Zeit, was die Kirchengeschichte daraus machte und wie weit sich die heutige Kirche davon entfernt hat. Ich denke, daß die Kunst des gesunden Lebens aus einer Spiritualität besteht, die dem Menschen gut tut und ihn anleitet, gut zu sich selbst und zu seinem Nächsten zu sein. Ich könnte die Spiritualität so zusammenfassen: Ich glaube nicht, daß der Mensch dazu verdammt ist, irgendein Schicksal abzuspulen oder zu erfüllen, ein Formen ist sicher möglich. Ich habe ein bestimmtes Material zur Verfügung gestellt bekommen, das aber auch seine Grenzen in sich trägt. Ich kann demnach nicht alles machen, was ich will. Durch dieses gegebene Material komme ich nicht umhin anzunehmen, daß ich Chancen und Grenzen durch meine Veranlagung habe, ich kann aber aktiv mit diesen Bedingungen gestalten und formen.

Früher hatte ich ein falsches Gottesbild, in dem ich mich

kontrolliert, eingeengt, beobachtet und beurteilt fühlte, bei dem kein Vertrauen möglich war. Thomas von Aquin sagte: »Jeder Mensch stellt ein einmaliges Bild dar, das sich Gott allein von ihm machte.« Die Welt wäre ärmer, wenn nicht jeder von uns auf seine einmalige Art und Weise Gott zum Ausdruck bringen würde.

Romano Guardini, der sein Leben lang depressiv war und auch ein ausgezeichnetes Buch darüber geschrieben hat, sagt:

»Gott spricht über jeden Mensch ein Urwort, das nur dem einen Menschen gilt und unsere Aufgabe besteht darin, das einmalige Wort gegen außen sichtbar zu machen.«

Auch ich war einige Zeit im Kloster, und mir ist dort ein Bild mitgegeben worden. Es geht um die Aussöhnung mit der eigenen Lebensgeschichte. Letztlich hat es keinen Sinn, immer in der Vergangenheit herumzuwühlen, denn irgendwann muß man die Verantwortung für das Leben übernehmen. Man muß demnach die Vergangenheit als das Material annehmen, woraus etwas geformt werden kann. Man kann aus Holz eine schöne Figur schnitzen, aus Stein etwas hauen, aus Ton etwas Wertvolles formen, aber ich muß das Holz wie Holz bearbeiten und den Stein wie Stein. Das Wesentliche ist jedoch zu erkennen, daß unsere Vergangenheit das Material ist, das uns zur Verfügung steht, wir können mit unserer Vergangenheit, egal aus welchem Material sie besteht, etwas Schönes gestalten, müssen uns jedoch auf das Material einlassen und uns aussöhnen mit unserer Lebensgeschichte. Mir sagte ein Seelsorger aus dem Kloster zum Abschied: »Deine Geschichte ist Dein Kapital.«

Herzlichst, Ruedi

Ein unwürdiger Götterbote

Lieber Ruedi,

Dein Bericht neulich über Deine Zugehörigkeit zu dieser Jugendgruppe hat mich sehr bewegt. Ich hoffe, Du erzählst mir noch mehr davon, vor allem, wie Du da wieder rausgekommen bist. Ich könnte manchmal schreien vor Wut über die Verführung vor allem junger Menschen. Gerade wenn man (noch) nicht über ein sehr entwickeltes Selbstbewußtsein verfügt, sehnt man sich nach Sicherheit, Gruppenzugehörigkeit, Schutz.

Ich war zwar nie in einer Sekte oder einer sektenähnlichen Vereinigung, ich bin auch nicht in einem Elternhaus aufgewachsen, in dem Religion eine große Rolle spielte, aber ich habe mir die Religion selber zurechtgezimmert. Und durchaus mit einem strafenden, kontrollierenden Gott!

Als ich als Kind krank in den Bergen war und viel Zeit hatte zu lesen, gab mir ein durchaus sanftmütiger liebenswerter Pfarrer Traktate, in welchen die Rede war von gefolterten Geistlichen in Rußland. Ich habe diese Blättchen mit größter Aufmerksamkeit gelesen, ja, ich habe mich geradezu hineingesteigert. Zur selben Zeit las ich auch die Geschichte der Heiligsprechung von Maria Goretti, einer jungen Frau, die von einem Knecht vergewaltigt und getötet wurde. In meiner Erinnerung ist alles ganz plastisch: der Staub in diesem italienischen Bauernhof, Marias unerschütterlicher Glaube an Jesus Christus, die Brutalität des Knechtes, die heiße Sonne. Mich aufzuopfern für Gott, ja, Märtyrerin zu werden, das kam mir grandios vor. Ich fischte mit den Krükken nach Gestrüpp unter der Terrasse und bastelte mir daraus einen Dornenkranz, den ich mir so fest auf den Kopf drückte, daß ich völlig zerkratzt und blutig war.

Mir scheint, lieber Ruedi, ich hatte Glück, daß ich nie in einer Sekte gelandet bin, aber mir liegt eine Geschichte am Herzen, die letztlich auch mit Alleinseligkeitsanspruch zu tun hat, ja, sektenähnliche Züge trägt. Wie meine anderen Berichte ist diese Geschichte zwar auch authentisch, aber ich habe Namen, Ort und einige weitere Details verändert.

Sommer 1990

Die Sonne scheint, und trotzdem geht's mir hundelausig. Eine Bekannte hat mir die Telefonnummer eines Therapeuten angegeben. »Welche Richtung vertritt er?« Die Freundin lacht: »Ich kann es nicht beschreiben, er arbeitet sehr körperlich, es ist eine Art ›Energie-Arbeit‹.«

Zerrissen zwischen Hoffnung und Zynismus denke ich: Ich versuch's, was kann es schon schaden, ein Therapeut mehr oder weniger. Vielleicht ist es diesmal ja der Richtige.

Ich erreiche ihn sofort. Er fragt nicht viel, lediglich: »Ist es dringend?« »Ja«. Ich bekomme einen Termin für den nächsten Tag.

Routiniert beginne ich meine Krankheitsgeschichte abzuspulen, aber Jan klemmt mich mit unglaublicher Nonchalance ab. »Geredet haben Sie genug«. Er stellt Musik an und macht Körperübungen, die mir schrecklich anstrengend vorkommen. Er lacht nur: »Natürlich können Sie das, los!« Allmählich überwiegt ein Gefühl von Licht, von heller Wärme. Dazwischen ein erschreckender Satz: »Wenn Sie einen Teufelsaustreiber brauchen, sind Sie bei mir fehl am Platz«. Ich zucke zusammen, frage aber nicht nach.

Nach mehreren Therapiestunden, die mich zumindest für Stunden erleichtern, fahre ich in die Ferien. Kurz vor der Abreise schreibe ich Jan einen Brief:

...Du begleitest mich durch alle Hochs und Tiefs. Natürlich habe ich mich in Dich verliebt, und natürlich finde ich das albern und auch wieder nicht. Albern höchstens, weil »man« sich nicht in seinen Therapeuten verliebt – auch wenn es wahrscheinlich fast alle tun... Dazu noch Eifersucht, ein Gefühl, mir fast gänzlich unbekannt.

Versteht sich, daß ich diesen und andere Briefe nicht abschickte.

Die Ferien hielt ich trotz einer wunderbaren Freundin nicht aus. Zuhause wußte ich erst recht nicht wohin. Darf ich Jan in seinen Ferien anrufen? Er hat es angeboten, aber man stört seinen Therapeuten nicht in den Ferien. Schließlich rufe ich an, Jan sagt: »Komm.« Wir vereinbaren, daß er mir täglich vier Therapiestunden gibt, und dies eine Woche lang.

Wir fahren an Sonnenblumenfeldern, Pinienwäldern, kleinen Bauernhäusern vorbei. Jan erzählt von seiner Familie. Ich schaue ihn mir von der Seite an, er ist ganz hingerissen von seinen Erzählungen. Plötzlich sagt er: »Ich bin ein Halbgott, der auf der Welt ist, um zum Sterben erlöst zu werden.«

Vielleicht habe ich auch falsch gehört. Ich liege nach der endlosen Reise ohnehin mehr tot als lebendig in den Polstern des Wagens. Ein altes mit Steinen bedecktes Bauernhaus erwartet mich, eingebettet in ansteigende Hügel. Liebe auf den ersten Blick. Dann sehe ich zwei Pferde, einen Hund, Katzen, Menschen und viele Kinder.

Gleich nach dem Essen beginnen wir mit den ersten zwei Therapiestunden. Wir gehen herunter an einen Bach und suchen nach einem guten Platz.

Plötzlich schlägt meine Stimmung um. Alles ist anders, als ich es mir vorgestellt hatte, ich fühle mich geprüft, unbehaglich.

Nächster Tag: Zum Frühstück will ich mich zu Jan und seiner Familie setzen, werde aber kurz und unfreundlich abgewiesen. Ich gehe in mein Zimmer und heule.

10 Uhr. Wir gehen einen steilen Weg hinauf, überqueren eine Wiese und landen in einer Art Teehaus. Ich werde angewiesen, den Boden auszufegen, dann breiten wir Matratzen aus und setzen uns im Jogasitz einander gegenüber. Jan will partout nichts hören, weder von meinen aktuellen Problemen, weder vom Gestern noch vom Morgen. Er sagt lediglich: »Paperlapapp«. Erneut werde ich sauer und werfe ihm alles mögliche vor. Nenne ihn einen Scharlatan, einen Gigolo. Er lächelt bloß. Eine Stunde lang machen wir eine Meditation, bei der ich zunächst fast keinen Ton herausbringe. Ich weine. Dann muß ich meine Hand auf eine Trommel legen, dann auf den Boden, dann die Trommel nur leicht berühren. Ich schaue mir meine Hand an, fühle den verschiedenen Empfindungen nach. Allmählich strömen Kräfte in mich ein.

Abends ein neuerlicher Schock: Jan verschreibt mir für morgen einen Schweigetag. Den Abend verbringe ich heiter mit den verschiedenen Gästen, trinke und rauche ziemlich viel.

Der Schweigetag beginnt schlecht: Ich habe üble Kopfschmerzen, beim Kaffee wird mir schlecht. Ich laufe rastlos umher, Sarah, eine schwarze Hündin mit Flöhen, folgt mir auf Schritt und Tritt.

12 Uhr: Zusammen mit andern Leuten vom Hof machen wir eine mörderische Übung, anderthalb Stunden lang recken wir die Arme in die Höhe. Nach 10 Minuten halte ich es fast nicht mehr aus, aber nach etwa einer Stunde läßt der Schmerz nach. Alle Beteiligten berichten, wie sie die Übung empfunden haben, nur ich muß schweigen und koche allmählich über. Jan lacht. Etwas später setzt er sich hinter mich und hält mich fest. Ich bin glücklich.

Abends sind wir wieder im Teehaus. Jan massiert mich bei Kerzenlicht. Das Zurückgehen in der absoluten Dunkelheit, in völliger Vertrautheit und Vertrauen, ist überwältigend.

Anderntags setze ich meine kleine Dosis Anti-Depressiva

ab, da sich Jan weigert, mich mit Medikamenten zu therapieren. Stunden später habe ich veritable Panik. Wie soll es denn erst zuhause werden, wenn ich mich sogar hier in diesem Paradies am Morgen nicht wohl fühle? Bedrohlicher noch: Wie soll ich mich überhaupt je von hier und von Jan lösen?

10–12 Uhr Teehaus. Jan versucht mir zu erklären, warum ich tun soll, was er für mich für richtig hält. »Du bist ein ständiger Schrei.« Etwas in mir sei sehr klug, aber dem würde ich nicht oder nur zu wenig vertrauen. Ich müsse durch den Tunnel hindurch, Schweigen und Vertrauen lernen und vor allem Unabhängigkeit von andern. Die Worte sickern mühelos in mich ein.

Erst später überlege ich: Und was, wenn ich ihm zu sehr vertraue, von ihm abhängig werde? Aber ich glaube mich dank meinem Stolz und meinen großen Kräften gefeit vor blinder Abhängigkeit.

Viele Sätze von Jan klingen zutiefst in mir an: »Es ist alles da, man muß es nur sehen und zulassen. Laß los. Sobald Du Dich auf etwas fixierst, seien es Worte oder sonst etwas, entflieht es Dir.«

Kleine praktische Beispiele beeindrucken mich. Ein kleiner Junge schreit wie am Spieß. Jan nimmt ihn einfach in den Arm und läßt ihn schreien, bis er sich ausgeschrien hat, voller Zärtlichkeit und Liebe, aber ohne locker zu lassen. Ich erinnere mich an ähnliche Situationen mit meinem Sohn, wie ich mich damals fast umbrachte, um ihn irgendwie abzulenken, statt den Dingen ihren Lauf zu lassen. Wie panikartig, voller Schuldgefühle ich häufig agierte.

Anschließend gerate ich im Teehaus in Trance. Ich schaue in Jans Augen und merke, wie sich mein Blick verschleiert. Jan wird eins mit dem Hintergrund des Pavillons, dann sehe ich nur noch die Augen, schließlich nur noch eines, bis ich auch durch dieses hindurch sehe. Ich lasse mich darauf ein, bis ich zu Boden falle. Jan geht sehr behutsam mit mir um.

Irgendwann laufen ihm Tränen die Wangen herunter. Beim Mittagessen ist Jan sanft und heiter, auch etwas verspielt.

Ich beginne, ihn genauer zu beobachten. Wenn wir miteinander kämpfen, ist er anschließend aufgedreht-aggressiv, zieht Aufmerksamkeit auf sich, hält vor anderen Leuten unerbetene Monologe. Seine Freunde erzählen mir später, daß er, je nach Klient, nach der Stunde als anderer Mensch auftaucht.

Am Nachmittag gehen wir wieder Richtung Teehaus. Zufälligerweise trage ich meinen weißen Schal. Jan bittet mich so etwas wie ein »Blinde Kuh«-Spiel zu machen, bindet mir den Schal um die Augen und heißt mich einen schönen Platz finden. Die Übung soll etwa eine Stunde dauern.

Ich wandere herum, orientiere mich an der Sonne, die ich auf der Haut spüre, fühle mich wohl. Plötzlich höre ich eine kleine Glocke. Soll ich ihr folgen? Ich zögere, dann folge ich dem Klang. Dazwischen halte ich immer wieder inne, befühle den Boden, suche instinktiv nach der Sonne, verweile, gehe weiter. Ich gehe bergan, fühle Erde unter mir, nehme sie wie Sand zwischen die Finger, lasse sie durch die Finger rinnen, einmal, zweimal, gerate in einen Rausch und lasse beim dritten Mal die Erde über meinen Kopf und Körper rieseln. Es ist wie Wasser und Erde zugleich.

Ich spüre, daß es dunkler wird, Äste schlagen mir ins Gesicht. Das Glöckchen wird ganz intensiv. Stehe ich vor einem Abhang? Ich lasse mich auf allen Vieren nieder und versuche, den Abhang herunterzurutschen. Das Glöckchen wird noch eindringlicher. Ich taste mich rückwärts und finde rechts von mir einen Baum. Er ist schlank, ohne dünn zu sein, fühlt sich warm und gut an. Ich umarme ihn, bleibe lange an ihn gelehnt stehen. Schließlich verabschiede ich mich von ihm. Der Weg ist offenbar wieder breiter geworden, ich fühle keine Bäume mehr neben mir. Irgendwann verliere ich jedes Zeit- und Raumgefühl. Eine Art Trance stellt sich ein – plötzlich »sehe« ich neben mir einen wunderschönen Park mit Tor und Blumen. Ich versuche aufmerksam zu bleiben, damit ich nicht den Kontakt zur Glocke verliere.

Plötzlich höre ich Stimmen. Ich bin irritiert, hoffe, die Glocke vertreibe sie. Wo bin ich?

Wieder höre ich Stimmen, allerdings nur leise. Dann hält mich jemand an. Eine Hand nimmt mein Tuch ab, ich fühle, das ist nicht Jans Hand. Ich bin auf dem Platz hinter dem Haus. Vor mir steht Christiane, links oben am Hang sitzt Jan und lacht. Glücklich, so scheint es mir. Beim Eßplatz sitzen Leute. Keiner spricht, alle schauen mich mit großen Augen an. Die Wanderung hat zwei Stunden gedauert.

Das Ende der Woche naht. Ich weiß zutiefst, daß ich weitermachen muß. Ich werde zwar nach Hause fahren, aber mit meinem Sohn nochmals für eine Woche zurückkommen.

Am Morgen der Abfahrt übergibt mir Jan im Teehaus sein Vermächtnis: »Ich verrate Dir jetzt das größte Geheimnis für Dich – werde MEISTERIN IM NICHTTUN.«

Ich muß lachen, etwas Paradoxeres hat mir noch nie jemand gesagt. Und dann bin ich allein auf dem Bahngeleise, mitten in der Nacht auf einem kleinen Bahnhof in Südfrankreich.

Ich schreibe die ganze Nacht im Zug.

Zuhause muß ich meinen Sohn überreden, nach Frankreich mitzukommen, muß organisieren, Termine verschieben. Einige Reaktionen im Fernsehen sind unerfreulich. Es steht zu befürchten, daß ich mir beruflich einiges verscherze. Andere Reaktionen rühren mich zutiefst. Ein Kollege: »Ist doch klar, daß ich für Sie übernehme, bitte danken Sie mir nicht. Ich war ja selber mal jung.« Ich muß grinsen, was er wohl denkt, weshalb ich absage?

Auch mein Chef versteht: »Selbstverständlich, fahr los, alles andere hat Zeit. Wir sprechen uns also nächste Woche, ja?«

Das Telefon klingelt. Am Apparat ist ein Nachbar meiner Mutter: »Ihre Mutter ist die Treppe runtergestürzt und jetzt im Krankenhaus im Notfall.« Ich denke, mein Herz bleibt stehen. Im Krankenhaus müssen wir warten, ich schaue aus dem Fenster raus, sehe die Wälder, die plötzlich mit den Wäldern in Südfrankreich verschmelzen. Endlich werden wir zu meiner Mutter gerufen. Da liegt sie, noch dünner und magerer als sonst, unnatürlich bleich im Gesicht und mit blutverkrustetem Haar.

»Was mache ich bloß für dumme Geschichten!«, sagt sie völlig munter. »Du fährst zurück nach Frankreich, unter allen Umständen, sonst...«

Ich spreche mit der Ärztin, meine Mutter muß die Nacht über noch im Krankenhaus bleiben, morgen kann sie nach Hause. »Sie können unbesorgt wegfahren.«

Wir rasen zurück, in den verbleibenden zweieinhalb Stunden telefoniere ich ununterbrochen, organisiere den Pflegedienst, erkundige mich immer wieder im Krankenhaus, sage diverse Verpflichtungen meiner Mutter ab, spreche mit Freunden, koche, esse, packe. Nur am Rande denke ich: Man darf doch nicht wegfahren, wenn die eigene Mutter gerade verunglückt ist. Aber es dringt nicht ganz in mein Bewußtsein. Merkwürdig.

Zurück auf dem Bauernhof ist alles wie gehabt, das Wiedereintauchen in eine riesige Familie, Kinder, Tiere, Natur. Das Paradies.

Anderntags bin ich wieder voller Energie. In die Meditation steigere ich mich hinein, bis ich mit Kissen um mich werfe und mit Fäusten gegen die Wände hämmere. Dann werde ich ruhig, Zärtlichkeit steigt in mir auf, ich beginne meinen Bauch zu streicheln, ich gebäre ein Kind, halte es in den Armen und lege es schließlich behutsam neben mich. Es geschieht aus meinem Innersten heraus, ich manipuliere nicht, »mache« nichts und gleichzeitig beobachte ich mich auf einer anderen Ebene, konstatiere ganz ruhig, was geschieht. Das selbe Phänomen wie bei den Trance-Zuständen letzte Woche.

Mittags unterhalte ich mich mit einigen Leuten aus der ehemaligen DDR. Schockiert höre ich zu, wie man mit diesen Menschen umgeht, wie sie ausgenutzt und für blöd verkauft werden, und wie rasch das Wunderland Westen sein wahres Gesicht zeigt.

Ich bin so aufgewühlt, daß ich keine Lust auf die nachmittäglichen Therapiestunden habe. Ich finde es geradezu pervers, in meinen Seelenzuständen herumzustochern, statt mich mit den realen Gegebenheiten unserer jetzigen Welt auseinanderzusetzen. Natürlich arbeiten wir trotzdem.

Jan erzählt von den Regeln eines Indianerstammes: Wenn zwei Menschen Streit miteinander haben, hört sich der eine erst genau die Rede des andern an, dann wiederholt er sie, und erst dann spricht er selber.

Abends habe ich einen Riesenhunger. Ich tanze im Freien, beglückt, hingerissen. Auch mein Sohn fühlt sich wohl.

Für morgen ist Schweige- und Fastentag angesagt.

Das Fasten macht mir nichts aus, aber zunehmend das Schweigen inmitten redender, lachender Menschen. Ich ziehe mich an meinen Laptop zurück und schreibe Jan einen Brief, in dem ich ihm sage, daß ich das Schweigen nicht mehr aushalte. Dann lotse ich Jan in mein Zimmer und will ihm den Brief auf dem Laptop zeigen. Aber der Brief ist im Speicher nicht mehr auffindbar...

Wir gehen zur Hängematte, ich versuche auf dem Weg leer und emotionslos zu werden. Ich habe keine Kraft zu Wut und Widerstand mehr, bin nur erschöpft, vor allem aber traurig.

Auf dem kleinen Pfad zum Teehaus breche ich endlich zusammen. Heule und heule und kauere mich ganz zusammen.

Am nächsten Tag machen wir einen Ausflug. Hinter einem Schloß fahren wir einen steilen Weg hinauf zu einer kleinen Lichtung, Jans Platz. Wir säubern den Platz von

Scherben, Papierfetzen und Büchsen. Ich setze mich auf den Boden. Ein Gefühl von überwältigendem Glück überkommt mich. Das Geräusch der Zikaden und des Bachs ist ganz intensiv. Ich habe das Gefühl, ein alter Baum zu sein, tief verwurzelt. Unter mir sitzen Menschen, Generation über Generationen und leben ihr Leben.

Dann wandern wir weiter, trinken an einer Quelle Wasser, kommen zu einem Platz mit drei immergrünen Eichen. Ich meine schon Jahrhunderte lang durch Gestrüpp, durch lichten und dunklen Wald, an Quellen vorbei, durch Quellen hindurch, über glatte Steine und an stechenden Zweigen vorbeigegangen, gelaufen, gewatet, geklettert, gestolpert zu sein, still und aufgewühlt, zerrissen und ruhig.

In den letzten Tagen dieser zweiten Woche sprechen wir auch viel miteinander. Meine Ängste lösen sich auf, es gibt kein Hin- und Hergerissensein mehr, uralte Schuldgefühle verschwinden, der Ausdruck »sich wie neugeboren fühlen« bekommt einen realen Sinn.

Der letzte Sonntagmorgen ist eine einzige Ekstase. Und dann falle ich aus dem Himmel in die Hölle. Kurz vor dem Haus sagt Jan: »Das ist erst der Anfang!« Ich zucke zusammen. »Haben andere auch schon ähnliches erlebt?«

Jan, ganz eifrig: »Aber sicher, und noch viel mehr.« Er erzählt, daß sich in einer Gruppe die Energien noch vervielfachen, potenzieren. Ich meine zu sterben, es ist nicht Eifersucht, eher das Gefühl: Man darf so etwas, wie ich es gerade erlebt habe, nicht einordnen, gar vergleichen. Man muß es unangetastet lassen.

Ich bringe es fertig, mich aufrecht zu halten, die Abrechnung zu machen. Dann gehe ich rauf ins Zimmer. Ich fange an zu schreien, zuerst lautlos. Mein Körper verkrampft sich, dann durchzuckt es ihn. Ich weiß, mein Körper will aus dem Fenster springen, aber irgend etwas hält ihn zurück. Ich warte, bis ich fähig bin, mich zu bewegen. Nehme meinen Walkman und ein Tuch mit. Auf dem Weg zur Quelle stoße ich dreimal den Samurai-Schrei aus – es widerhallt im Tal. Von der Quelle treibt es mich höher. Ich gelange an einen winzigen See. Und frage: Ist es hier richtig? Ein Stein fällt vom Himmel. Ich denke, daß ich durch mein Hochklettern einen Stein ausgelöst habe und frage nochmals: »Bin ich hier richtig?« Und wieder fällt ein Stein vom Himmel.

Ich ziehe meine Kleider aus und tauche ganz ins Wasser ein. Und dann weiß ich: Ich muß es allein schaffen.

Spät am Abend haben Jan und ich unsere letzte Sitzung. Wir gehen auf die Wiese oberhalb des Hauses. Lange Zeit sitzen wir ganz still da.

Jan: *»Hast Du noch Fragen?«*

Ich: *»Nein«*.

Ich bin traurig – und wäre so gerne froh.

Am nächsten Tag kehren Jan, mein Sohn und ich in die Schweiz zurück. Es ist eine wunderbare Reise. Ich komme gerade noch rechtzeitig ins Fernsehstudio. Um halb acht Uhr abends lese ich die Off-Texte in der »Tagesschau«, als ob nichts gewesen wäre.

Lieber Ruedi, nach diesen zwei Wochen ungewöhnlich intensiver Therapie fühlte ich mich wunderbar. Ich habe erst vor kurzem herausgefunden, daß ich offenbar auch manische Seiten neben den depressiven habe. In den Wochen und Monaten damals war ich mit Sicherheit manisch. Alles war großartig, am liebsten hätte ich der ganzen Welt erzählt: »Seht euch Jan an, er macht euch gesund!«

Ich schrieb Tag und Nacht minutiös meine Erlebnisse nieder, schlief kaum mehr, aß nichts, taumelte nur noch durch die Welt. Die Reaktionen der Freunde, die Jan trafen, waren ernüchternd. Eine Freundin sagte mir schlankweg: »Das ist Dein Therapeut?! Ich dachte, er ist zumindest so etwas wie Jesus Christus.« Ich war verunsichert, sagte mir aber immer wieder: »Ihr habt ihn eben nicht erlebt.«

Im Oktober ging ich zum ersten Mal an eine Meditation, die Jan zusammen mit anderen Leuten durchführte. Viele

Frauen und nur wenige Männer treffen ein, alle umarmen sich, irgendwie wird mir unbehaglich. Man diskutiert, ob das Kissen für Jan richtig ist, jemand stößt einen Schrei aus: »Wir haben die Blumen vergessen!« Eilfertige Aktivität, und dann tritt der Meister ein. Er kritisiert die Kreisform, in der wir sitzen, beflissen rutscht männiglich herum. Jan spricht mit Mikrophon, redet von der Wahl, sich für irdisches Glück oder wirkliches Glück zu entscheiden, zitiert Meister Eckehart, wonach man ruhig bei sich bleiben kann, auch wenn Vater und bester Freund vor einem hingemetzelt werden.

Ich weiß nicht, wohin schauen, mein Widerwillen, den ich als Hochmut abtun will, verstärkt sich. Mir wird immer unheimlicher. Dann soll man Kontakt aufnehmen mit jemandem. Eine Frau setzt sich auf meinen Schoß. Überall formieren sich Gruppen, alles ist wie süßer Pudding, unecht, aufgesetzt. Ich würde schrecklich gerne den Raum verlassen, getraue mich aber nicht.

Nun winkt Jan eine junge Frau heran. Mit den mir vom Sommer vertrauten Bewegungen und dem mir bekannten Lächeln bedeutet er ihr näherzukommen. Dann winkt er weitere Frauen heran, eine hinter die erste, eine zur rechten, eine zur linken. Ich wende mich ab, ich weiß, was jetzt passieren wird.

Dann schaue ich doch wieder nach vorne – ich sehe, wie Jan die Stirn der ersten Frau berührt, sie fällt nach hinten, die anderen fallen auf die Seite. Ich sehe dies alles wie in unzähligen Spiegeln, bis in die Unendlichkeit reflektiert.

Die anderen Anwesenden haben mit entrücktem Lächeln ihre Arme erhoben.

Ich krieche auf allen vieren zur Türe, versuche so leise wie möglich den Raum zu verlassen.

Draußen ist es kalt, ich rauche und versuche wieder zu mir zu kommen. Mein erster Gedanke: Jetzt kann ich mich nur noch umbringen.

Vielleicht ist es Dir vertraut von Deiner Zeit in der Sekte – ich bin trotz dieses Abends irgendwann wieder zu Jan gegangen. Neben zutiefst Ergreifendem – das gab's eben auch – habe ich erlebt, daß man Macht ausüben kann über andere, so daß schier Unmögliches möglich wird. Ja, ich habe an mir selbst erlebt, daß ich Macht ausüben könnte, daß diese Macht aber, leichtfertig eingesetzt, höchst gefährlich ist.

Seit vier Jahren habe ich mich nicht mehr bei Jan gemeldet. Aber ich denke noch ab und zu an ihn.

Verena

Liebe Verena,

ich bin sprachlos. Was Du von diesem Jan erzählst, grenzt für mich an Scharlatanerie. Ganz ehrlich: Es hat mich permanent geschüttelt, und ich wurde sehr zornig. Wie können es diese selbsternannten Gurus nur wagen, wollte ich schreien. Doch auf der anderen Seite steht die Tatsache: Diese Gurus können nur existieren, wenn man ihnen die Macht dazu gibt. Es macht wenig Sinn, von Opfer und Täter zu sprechen, beide Seiten tragen dazu bei.

Ähnlich, wenn auch nicht ganz so drastisch, erging es mir in dieser christlichen Jugendgruppe. Fundamentalismus pur, im Namen Gottes. Weder für mich noch für meine Frau, die ebenfalls aus einem sehr religiösen Familienhaus kommt, war die Loslösung leicht. Im Gegenteil. Als wir die Macht-Mechanismen durchschaut hatten und ausgestiegen sind, verloren wir gleichzeitig einen großen Freundes- und Bekanntenkreis. Unsere Beziehung hat dieser Schritt allerdings gestärkt.

Trotzdem, mich packt jedesmal eine große Wut, wenn ich sehe, wie solche selbsternannten Heiler oder wie auch immer sie sich bezeichnen, das Elend, die Verzweiflung, die

Schutzlosigkeit anderer ausnutzen. Gottseidank hast Du diesen Typ nicht mehr aufgesucht. Entschuldige, wenn ich so heftig reagiere, aber ich kann seiner Behandlung überhaupt nichts Gutes abgewinnen.

Zum Glück hast Du so viel Kraft gehabt, nicht mehr dorthin zu gehen. Und auch genügend Stärke, daß er Dir nicht mehr schaden konnte.

Herzlichst, Ruedi

Liebe Verena,

vor lauter Empörung habe ich vergessen, Dir auf Deine Frage bezüglich meines Austritts aus dieser religiösen Gemeinschaft zu antworten. Es war eine christliche Jugendgruppe, in der man zusammen die Bibel liest, betet, über Lebensfragen nachdenkt. Der Glaube steht im Mittelpunkt, und es gab sehr schöne Momente.

Ich habe mich sehr früh mit Lebensfragen auseinandergesetzt, war nur sehr selten in der Disco. Dies führte dazu, daß ich eine gewisse Ernsthaftigkeit besaß, die andere in dem Alter nicht haben. Das Problem war, daß diese Jugendgruppe sehr autoritär geführt worden ist. Wir wurden bis ins Privatleben ausgeleuchtet. In sogenannten Seelsorgegesprächen fragte man uns aus bis hinzu: Wie häufig onanierst Du? Dies führte dazu, daß ich mit einem sehr fragilen, sensiblen Gewissen aufwuchs und mir auch zu einem Zeitpunkt, in dem sich sehr viele Menschen gewisse Freiheiten herausnehmen, bestimmte Sachen nicht zugestand.

Wächst man mit dem Bild von Gott auf, der wie ein Buchhalter die Dinge aufschreibt, die schief gelaufen sind, oder die man falsch gemacht hat, hinterfragt man sich natürlich konstant. Ich brauchte Jahre, um mich davon zu lösen und hatte auch lange Zeit Schuldgefühle deswegen.

Der Grund, weshalb wir austraten, war, daß meine Frau

und ich – wir haben sehr jung geheiratet – das Gefühl hatten, wir hätten kein Privatleben. Die Führer wollten uns vorgeben, wie viele Kinder wir haben dürfen. Wir mußten intime Gedankengänge preisgeben, was wirklich nichts mehr mit Christentum zu tun hatte. Wir machten einen radikalen Schnitt, haben uns über Nacht entschieden, diese Gemeinschaft zu verlassen, was dazu führte, daß wir völlig isoliert wurden, alle Kontakte wurden abgebrochen, und es kam dazu, daß wir einen vollständig neuen Freundeskreis aufbauen mußten. In dieser Phase war für mich ganz entscheidend zu wissen, daß meine Frau mitzog, obwohl sie streng christlich erzogen worden war. Die Gruppe war sehr leistungsorientiert, man mußte eine bestimmte Anzahl Menschen ansprechen auf der Straße oder durch Besuche, man mußte »Frucht bringen«, was konkret heißt, Menschen überzeugen oder bekehren, was natürlich einen enormen Druck erzeugte. Als dies alles wegfiel, kam die große Leere. Was machen wir denn noch? Haben wir noch eine Funktion? Der Ausstieg ging ohne große Sanktionen vor sich, das Schlimmste war jedoch die Isolation, wir fühlten uns dreckig und miserabel, sündig und schuldig. Diese Gefühle konnten wir nicht einfach so ablegen. Wir fragten uns manchmal, ob wir richtig gehandelt hatten.

In der Gruppe haben wir stundenlang gebetet, stundenlang die Bibel gelesen. Die einzigen Gedanken waren, wie können wir für Gott leben und seinen riesigen Erwartungen genügen und überhaupt ein Leben führen, das sogenannt heilig ist, also in dem möglichst keine Sünde vorkommt.

Nach der Fernsehsendung tauchten einige dieser alten »Freunde« plötzlich wieder auf und vermittelten mir: »Gott hat dich jetzt verlassen« bis hin zu: »Jetzt erntest Du, was Du gesät hast.« Fazit: »Deine Depressionen sind der Ausdruck dafür, daß du in die Sünde gefallen bist!« Ganz schön brutal. Der Grundtenor dieser Menschen lautet: Wer Depressionen hat, macht etwas falsch, glaubt zu wenig, vertraut zu wenig.

Nach wie vor bin ich ein gläubiger Mensch, aber aus eigenem Wunsch und aus eigener Überzeugung heraus.

Sei herzlichst gegrüßt, Ruedi

Der Schmerz

Liebe Verena,

der für mich sinnlose Schmerz, den man sich selber zufügt, wofür man ja nicht einfach jemand anderen oder Umstände verantwortlich machen kann, habe ich oft erlebt. Dieser ständige Schmerz, der permanent vorhanden ist und nicht abgestellt werden kann und eben letztlich sinnlos ist, da er nirgends hinführt, man zu keinem positiven Schluß kommt, ist auch sehr erschöpfend. Man kann die positiven Aspekte, die der Alltag mit sich bringt, nicht mehr genießen.

An einem Konzert von Bryan Adams im Hallenstadion war er plötzlich da, inmitten von größter Freude und Euphorie, die mich gepackt hatte und zwanglos tanzen ließ, kam der Gedanke auf, was wird wohl morgen mit deinem Leben sein. Dies kann einem die ganze Freude in dem Moment verderben.

»Ich bin der erbärmlichste Mensch, der lebt, wenn das, was ich empfinde, gleichmäßig über die ganze Menschheit verteilt wäre, gäbe es kein einziges fröhliches Gesicht auf Erden. Ob es mir jemals wieder besser gehen wird, weiß ich nicht. Ich habe die schreckliche Vorahnung, daß das niemals sein wird. So zu leben wie jetzt ist unmöglich, mir scheint, mein Zustand muß sich verbessern oder ich muß sterben.«

(Abraham Lincoln)

Wer schon einmal tiefen, seelischen Schmerz erlebt hat, weiß natürlich, wovon Abraham Lincoln spricht. Ich wünschte mir, daß seelisch Gesunde beginnen würden, die Not derer zu verstehen, die durch tiefes seelisches Leiden gehen. Viele Menschen, die ihren normalen täglichen Streß und die Ängste, die damit verbunden sind, als seelische Tiefs erleben, meinen ja, daß jemand mit ernsthaftem seelischen Schmerz fast dasselbe fühlt wie sie, nur halt etwas schlimmer. Sie denken, Depressionen seien nur gerade tiefere Niedergeschlagenheit und Sorge oder Nervosität, dabei kann man es eigentlich gar nicht miteinander vergleichen.

Liebe Grüße, Ruedi

Lieber Ruedi,

darf ich noch paar Texte beisteuern, die mich in all den Jahren begleitet haben?

Goethe:

»Alles geben die Götter, die unendlichen,
Ihren Lieblingen ganz,
alle Freude, die unendlichen,
Alle Schmerzen, die unendlichen, ganz.«

Hölderlin:

»Ich hatte es nie so ganz erfahren, jenes alte, feste Schicksalswort, daß eine neue Seligkeit dem Herzen aufgeht, wenn es aushält und die Mitternacht des Grams durchduldet, und daß, wie Nachtigallgesang im Dunkeln, göttlich erst in tiefstem Leid das Lebenslied der Welt in uns tönt.«

Fontane:
»Vielleicht kann man glücklich sein, wenn man glücklich sein will, und ich habe einmal gelesen, man könnte das Glück auch lernen.«

Matthias Claudius:
»Gott gebe mir nur jeden Tag,
Soviel ich darf zum Leben.
Er gibt's dem Sperling auf dem Dach,
Wie sollt' er's mir nicht geben!«

Wilhelm Busch:
»Es sitzt ein Vogel auf dem Leim,
Er flattert sehr und kann nicht heim.
Ein schwarzer Kater schleicht herzu,
Die Krallen scharf, die Augen gluh.
Am Baum hinauf und immer höher
Kommt er dem armen Vogel näher.
Der Vogel denkt: Weil das so ist,
Und weil mich doch der Kater frißt,
So will ich keine Zeit verlieren,
Will noch ein wenig quinquilieren
Und lustig pfeifen wie zuvor.
Der Vogel, scheint mir, hat Humor.«

Gruß, Verena

Suizid

Lieber Ruedi,

eine meiner prägendsten Kindheitserinnerungen ist die Lebensunlust meiner Mutter. Sie war nicht etwa verdrossen, sie hatte lediglich keine Freude am Leben, genau so wenig, wie ihr am Essen lag. Das war für mich als Kind zwar etwas verwunderlich, denn ich selber aß sehr gerne. Als Kleinkind war ich mollig und diente andern als Vorbild, ja, ich wurde quasi ausgeliehen an eßunfreudige Kinder. Aber ich nahm das so anders geartete Wesen meiner Mutter hin.

Ohne daß wir je darüber gesprochen hätten, bereitete ich mich gut auf den Fall vor, sollte meine Mutter sterben. Nicht, daß ich je daran gedacht hätte, sie würde Selbstmord begehen, nein, ich stellte mir vor, sie würde einfach eines Tages wie eine Kerze erlöschen. Es war klar, in diesem Fall würde ich mich umbringen, denn ein Leben ohne sie war undenkbar.

Ich hatte zwei Möglichkeiten im Auge: Entweder würde ich mich in der Limmat ertränken (da wir am Fluß lebten, schien das die einfachste Lösung zu sein), oder ich würde mich mit Strom ums Leben bringen. Wie sich das so ganz genau abspielen würde, war mir in beiden Fällen nicht klar, bekümmerte mich aber auch nicht weiter.

Das erste Mal, daß ich mit dem Tod mittelbar konfrontiert wurde, war, als meine Großmutter starb. Meine Mutter – die sonst nie ihre Gefühle zeigte – rannte stundenlang immer um den runden Eßtisch herum. Ich fand es befremdlich und auch ein bißchen komisch, daß man aus Trauer um einen Tisch herumrennen muß.

Später war ich neugierig. Wenn ich von jemandem hörte, er sei gestorben, galt mein Interesse nicht dem Warum und Wie, sondern ich fragte mich: Was sieht er jetzt? Sitzt er auf einer Wolke, ist es schön dort? Sieht er Gott? Wie sieht Gott aus? Und nicht selten verspürte ich ein leichtes Neidgefühl. Der Tote, die Tote »weiß« mehr als ich.

Soweit, lieber Ruedi, einige Kindheitserinnerungen. Aber, wie gesagt, keine Rede von Grauen vor dem Phänomen Tod, auch keine Spur von elegischer Todessehnsucht.

Nein, sage ich auch heute jedesmal, wenn mich ein Arzt fragt – und mittlerweile sind es schon recht viele Ärzte gewesen – nein, ich bin nicht suizidgefährdet.

Schon das Wort klingt so klinisch-abstrakt, daß es mit mir nichts zu tun haben kann. Selbstmord – das ist drastischer. Aber, warum eigentlich Mord? Ich würde mich ja nicht an mir bereichern, ich würde einfach nur nicht mehr weiter leben wollen.

Aber ich wollte immer weiterleben. Auch wenn es mir hundsmiserabel ging, wenn ich vor Angst kaum mehr Luft bekam, habe ich nie erwogen, Hand an mich zu legen. Immer war da dieses Gefühl: Mir stehen noch wundervolle Momente bevor. Mehr noch: Das Leben ist mir noch einiges schuldig.

Ich habe gerade diese letzten Zeilen durchgelesen und bin dabei etwas ins Schleudern geraten. Was bedeutet denn dann wohl diese Panik, die mich seit so vielen Jahren immer wieder überfällt? Ist es die Angst zu sterben? Oder die Angst vor dem Leben?

Und noch was anderes: Wenn ich von der hohen Selbstmordrate bei Depressiven höre, zucke ich immer wieder zusammen. Nicht, daß ich den Selbstmord als solchen verurteile, ich denke, es steht jedem frei, sich das Leben zu nehmen, wenn er am Leben verzweifelt, aber ich versuche mir dann jeweils vorzustellen, was in diesem Menschen vorgegangen sein muß. Wie grauenhaft der Schmerz sein muß, daß man das Wichtigste, was man hat, das eigene Leben, auslöscht.

Und schließlich gibt es noch einen Gedanken, den heute viele Menschen teilen: daß jedes Wesen letztlich unsterblich ist, daß man also schon viele Male in unterschiedlicher Form gelebt hat und weiterleben wird. Und daß man im Falle eines Selbstmordes wieder den ganzen Lernprozeß von Neuem anfangen muß. Da möchte ich, so lange es geht, doch lieber weitermachen und nicht vorzeitig aufgeben. Ja, der Begriff »nicht aufgeben« ist mir sehr wichtig. Das hindert mich aber nicht daran, angesichts des Selbstmordes anderer Menschen in Trauer und Respekt zu verharren.

Bin sehr gespannt auf Deine Gedanken zum Suizid.

Herzlichst, Verena

Liebe Verena,

als sehr gläubiger Mensch kenne ich die Gedanken an den Suizid nicht. Trotzdem ist die Auseinandersetzung mit diesem Thema immer wieder da, weil ich Menschen kenne, die diesen Schritt gemacht haben, was mir sehr nahe ging.

Wenn ich mich an Gespräche mit Menschen erinnere, die sich umgebracht haben, ist mir aufgefallen – ich denke jetzt vor allem an einen 48jährigen Manager, der sechs Jahre in Behandlung war, diese dann abrupt abgebrochen hat und nicht mehr zurechtkam mit den Schuldgefühlen – daß sich sehr viele Depressive für alles und jedes in der Familie und am Arbeitsplatz schuldig fühlen. Ich habe ein paar Mal mit ihm gesprochen, und diese Schuldfrage stand dermaßen stark im Zentrum, daß es für ihn nur einen Ausweg gab. Sein Suizid war für mich eine Fortsetzung dessen, daß er sich immer häufiger unmotiviert ins Bett legte, die Decke über den Kopf zog und dachte, er könne damit seinen Problemen ausweichen. Der Tod war für ihn einfach eine Ausdehnung des Schlafs. Das ist übrigens eine Vorstellung vom Tod, die ich häufig vernehme. Die Passivität wird bis ins Endlose verlängert. Man stellt sich vor, daß es auf der anderen Seite nicht schlimmer sein kann, als das, was man im Moment durchläuft.

Ich erinnere mich auch an einen Brief von einer Studentin aus dem Raum Basel, die schilderte, daß man im Prinzip eine ganz bestimmte Person umbringen, ermorden müßte, die schuld daran ist, daß sich das Leben in der entsprechenden Art entwickelt hat und da man dies nicht machen kann, richtet sich die Aggression gegen einen selber. Sie schaffte es nie, dies zu verbalisieren oder zu verarbeiten, und hat schließlich den Weg des Freitods gewählt.

Die gegen einen selber gerichtete Aggression ist eine sehr deutliche Komponente für den Suizid. Der Tod ist eine Fortsetzung davon, daß man in diesem Zustand oft nur noch dahinvegetiert, nicht mehr lebt: Das Leben wird nicht mehr aktiv angegangen, und die Hintertüre des Todes ist immer vorhanden, steht dadurch sogar im Vordergrund, was absolut logisch sein kann. Es gibt Menschen, die sagen, daß letztlich in der Depression eine ungelöste Todesproblematik steckt; also keine positive, bejahende Einstellung zum Tod vorhanden ist. Der Tod ist also nicht integriert ins Leben.

Ich glaube an ein Leben nach dem Tod, der für mich schon immer eine Selbstverständlichkeit war, weshalb ich auch keine Angst davor habe, auch nicht vor dem, was nachher kommt.

Dein Ruedi

Suizid-Prävention

Anne Rüffer

Jede Generation besitzt ihre Stars und Idole, die sich erschießen (Werther / Kurt Cobain), mit Tabletten vergiften (Marylin Monroe), zu Tode saufen oder fressen (Elvis Presley), mit dem Auto in eine Wand rasen (James Dean) – die Reihe ließe sich beliebig fortsetzen. Und je berühmter der Star, je spektakulärer sein Ende, um so größer offenbar die Bereitschaft, dem verehrten Idol zu folgen. Daß die meisten der Stars jedoch unter schwersten, behandlungsbedürftigen Depressionen litten, ist kaum bekannt.

Die Depression kann ein so fürchterliches Leiden sein, daß ein davon betroffener Mensch keinen anderen Ausweg mehr sieht als den, freiwillig und durch die eigene Hand aus dem Leben zu scheiden. Dieses Empfinden der Ausweglosigkeit ist durchaus ernstzunehmen, auch wenn man oft nicht mehr tun kann, als dem depressiven Menschen über die schwere Zeit hinwegzuhelfen, bis seine persönliche Einschätzung seiner Situation nicht länger der depressiven Verstimmung unterworfen ist.

Wenig hilfreich ist es, Suizid-Äußerungen zu bagatellisieren oder gar zu negieren, gemäß dem Motto:

»Wer darüber spricht, tut es sowieso nicht.«

Manche tun es eben doch.

Laut Prof. W. Pöldinger, ehemaliger Direktor der Psychiatrischen Universitätsklinik Basel, stellt ein Suizid sogar eine non-verbale Kommunikation dar, nachdem alle übrigen Versuche einer Kommunikation gescheitert sind.

Als Ärzte und Betreuer sind wir gefordert, Patienten, die Suizidabsichten äußern – und sei es auch noch so versteckt – darauf anzusprechen und unsere eigenen Ängste vor einem solchen Gespräch abzubauen. Niemand wird Suizid begehen, weil wir ihn darauf angesprochen haben; es kann aber durchaus sein, daß ein verzweifelter Mensch zu diesem Mittel greift, weil ihn niemand hört.

Wissenschaftler verschiedenster Disziplinen haben sich mit den Hintergründen, die am Ende zum Suizid führen, auseinandergesetzt und legen verschiedene Erklärungsmodelle vor. Wenn auch nach wie vor niemand behaupten kann, alle Ursachen zu kennen, die zu einem Suizid führen können, sind sich die Fachleute darüber einig, daß die Depressionen, Schizophrenien und Süchte zu den wichtigsten Faktoren gehören.

Die bemerkenswerte Zahl von rund 4000 Publikationen, die sich mit der Thematik des Suizids beschäftigen, führte Hans Rost bereits 1927 in seiner *Bibliographie des Selbstmordes* an. Die Amerikaner Farbeow und Schneidmann zählten 6000 Titel in ihrem Werk *The Cry for Help.*

Als eigentlicher Begründer der Ursachenforschung über Suizid gilt der französische Soziologe Emile Durkheim, der Ende des 19. Jahrhunderts die erste systematische Schrift zur Selbstmordforschung vorlegte (*Der Selbstmord,* 1897). Durkheim kam bereits damals zum Schluß, daß die Suizidhäufigkeit um so größer ist, je mehr die gemeinsamen Werte in einer Gesellschaft auseinanderfallen und an Bedeutung verlieren. Diese Überlegungen haben auch heute nichts von ihrer Gültigkeit verloren, im Gegenteil: Der immer stärker werdende Hang zum Hedonismus fördert die Vereinsamung des Einzelnen.

Das präsuizidale Syndrom

Der Begriff des präsuizidalen Syndroms geht auf den Wiener Psychiater Erwin Ringel Anfang der fünfziger Jahre zurück.

Damit umschreibt Ringel eine Trias aus Einengung, Aggressionsumkehr und Suizidphantasien. Die Einengung umschreibt eine regressive Bewegung, in der sich innere und äußere Entwicklungsmöglichkeiten immer mehr reduzieren, die Gefühlswelt zunehmend von Angst, Verzweiflung und Hoffnungslosigkeit bestimmt ist. Sie umfaßt eine affektive Einengung sowie eine Einengung der Beziehung mit Tendenz zur Entleerung und Entwertung der Beziehungen. In Verbindung mit einer gehemmten und gegen die eigene Person gerichteten Aggression kommt es zur Flucht in Suizidphantasien.

Die narzißtische Krise

Bei der narzißtischen Krise als Ausgangspunkt suizidaler Handlungen ist der entscheidende Faktor nicht mehr die nach innen gerichtete Aggression, sondern die Beeinträchtigung des narzißtischen Gleichgewichts als Regulativ des Selbstwertgefühls. Alle Verluste und Kränkungen werden als Katastrophe erlebt, das Gefühl, nichts wert zu sein, nichts mehr leisten zu können, für niemanden wichtig zu sein, wird immer dominanter.

Ständig durch das Erleben von Hilflosigkeit und Ohnmacht, von der Angst sowie dem Schwinden aller Hoffnung bedroht, wird versucht, sich durch den Rückzug aus sozialen Kontakten vor dem weiteren Zusammenbruch zu schützen.

Der Suizidale sieht sich dem Leben in der Auseinandersetzung und Konflikthaftigkeit nicht mehr gewachsen. Die konflikthafte Lebensseite ist nach außen projiziert, wird als unerträgliche Zumutung äußerer Lebensumstände oder der Bezugspersonen empfunden. Heinz Henseler interpretiert narzißtische Krisen als »aktive Vorwegnahme einer gefürchteten Katastrophe, die (...) dem Suizidanten Rettung und Sieg verheißt«.

Die parasuizidale Pause
Hier steht nicht unbedingt eine Autoaggression oder eine Appellfunktion im Vordergrund. Hingegen wird das Leben als unerträglich empfunden. Diese Menschen wünschen sich nicht unbedingt den Tod, aber eine suizidale Pause, das heißt, sie wollen Ruhe haben vor den Problemen, mit denen sie nicht mehr fertigwerden.

Einflußfaktoren
Einfluß auf das Suizidverhalten haben nebst der Verfügbarkeit der Mittel (Waffengesetzgebung / Arzeneiverordnungen) vor allem soziokulturelle Faktoren. In Ländern, in denen Religion und Familie einen hohen Stellenwert besitzen (Italien: 7,6 Suizide pro 100 000 Einwohnern), sind Suizide seltener als in Gesellschaften, in denen die persönliche Freiheit des Einzelnen mehr Bedeutung hat (Dänemark: 27,8 Suizide pro 100 000 Einwohner).

Signale
In der Regel sind es lautlose Schreie, die Menschen von sich geben, bevor sie sich das Leben nehmen. Sie machen Äußerungen, die nicht zu verstehen sind, senden versteckte Hilferufe aus, die man nicht als solche erkennt. Somit ist es wesentlich sinnvoller, daß es erst gar nicht soweit kommen kann, daß eine Selbsttötung zum letzten Signal werden muß.

Im Schulkindalter relativ häufig sind direkte Suiziddrohungen, die scheinbar den Zweck haben, die Umgebung (zumeist das Elternhaus) unter Druck zu setzen. Sie haben appellativen Charakter, verweisen auf bestimmte Wünsche und machen deutlich, daß die Kommunikation zwischen den Beteiligten gestört ist.

Bei Jugendlichen, die zu Aggression neigen, haben Suiziddrohungen nicht selten impulsive und gewalttätige Handlungen zur Folge: Sie werfen sich vor ein Auto oder springen aus dem Fenster.

Auffällige Veränderungen wie Rückzug aus dem sozialen Gefüge, schlechtere Leistungen am Arbeitsplatz (Konzentrationsschwächen), zunehmender Gebrauch von Drogen oder Alkohol, Vernachlässigung der persönlichen Erscheinung, geringe Selbstachtung, Verfassung eines Testaments, Faszination durch den Tod oder gar Verherrlichung, massive Stimmungsschwankungen einhergehend mit verbalen Suizidäußerungen sind Anzeichen dafür, daß die betreffende Person dringend mit einer Fachperson sprechen und, falls notwendig, eine Behandlung / Therapie beginnen sollte.

Suizidverhütung

Der Anfang zur Suizidverhütung wurde in New York gemacht, wo 1895 die erste Telefonseelsorge eingerichtet wurde. 1906 eröffnete die Heilsarmee in London ein Büro, das den Namen *Selbstmordbüro* trug.

Wien machte sich zu Beginn dieses Jahrhunderts einen Namen als europäisches Zentrum der Suizidverhütung, nachdem dort zu dieser Zeit eine auffällig hohe Suizidrate bei Studenten und Jugendlichen festgestellt wurde. Der Psychologe Alfred Adler leitete 1910 den Europäischen Kongreß zur Selbstmordverhütung, der Wiener Weg mündete schließlich in die Einrichtung einer *Lebensmüdenstelle* durch die Stadt Wien 1927.

Seit 1960 besteht die IASP (International Association of Suicide Prevention), der seit 1990 auch die Schweiz angehört. Diese Vereinigung hat es sich zur Aufgabe gestellt, Suizidforschung zu betreiben und durch gute suizidprophylaktische Arbeit Menschen von diesem endgültigen Schritt abzuhalten.

(Aus: Anne Rüffer, *Diese Überdosis Leben*, Die Weltwoche Nr. 31/August [illegible])

Selbstwertgefühle

Liebe Verena,

letztlich merkte ich, daß Depressivität auch sehr viel mit egozentrischem Verhalten zu tun hat, mit einem gestörten Ich-Kreis und Sich-Bemitleiden. Man ist nicht in der Lage, die eigenen Vorzüge, die eigenen Möglichkeiten und die eigenen Grenzen zu bejahen. Man macht sich im präventiven Sinn zuerst schlecht, damit man keine Risiken eingehen muß und man deshalb nicht kritisiert werden kann. Man bewegt sich immer wieder dicht am Grenzgebiet von Neid und Eifersucht, da man Probleme hat, mit dem Erfolg von anderen Menschen umzugehen. Man vergleicht sich sehr stark, realisiert, daß es anderen besser geht, und man kann auch nicht stehen lassen, was die anderen machen. Statt »man« könnte ich an dieser Stelle getrost »ich« schreiben...

Wenn ich nach Hause kam, habe ich immer den Anrufbeantworter eingestellt, da ich einfach keine Energie besaß, mit jemandem zu sprechen. Ich war froh, wenn man mich in Ruhe ließ. In solchen Momenten war es natürlich Gold wert, daß meine Frau meine Kinder von mir fernhielt und sagte, der Papi braucht jetzt etwas Schlaf oder was auch immer. Es war sehr schwierig für mich, meinen Zustand gegenüber meinen Kindern immer wieder zu kommunizieren. Der Rückzug ist sicher etwas Wichtiges, doch gleichzeitig war ich auch froh um Leute, die diese Isolation durchbrachen.

Ich merkte auch, daß ich bis zur Depression nie gelernt

hatte – und dies war bestimmt ein positiver Aspekt – gut zu mir selber zu sein, da ich dies immer mit Egoismus im negativen Sinn verwechselt hatte. Es geht ja nicht darum, sich auf Kosten anderer durchzusetzen, sondern vielmehr, nicht ständig nur nachzugeben und zu schlucken.

Woran ich auch arbeite, ist das Neinsagen. Es gibt Zeiten, in denen ich mich in die Situation von jemand anderem versetze, mich mit ihm so weit identifiziere, daß der eigene Standpunkt und das eigene Interesse plötzlich weitgehend vergessen sind. Manchmal kam ich mir vor, als ob ich in einem riesigen Spiegelsaal stünde, in dem man sich von allen Seiten sieht und jeder Schritt, den man macht, reflektiert wird. Dies hat natürlich auch sehr viele neurotische, krankhafte Züge und führt zu einer ständigen Überforderung. Immerwährendes Betonen von Schwächen und Grenzen, von Sünden und die Selbstverleugnung durch falsch verstandene Demut, die sich in einem endlosen masochistischen Wiedergutmachungsritual verfängt, quasi um Gott und vielleicht auch den Menschen zu versöhnen, läßt einen nicht zur Ruhe kommen. Man schaut immer wieder zurück auf vergangene Fehler, lamentiert, man beschwört die Strafe auf Dinge herab, die schon lange vorbei sind. Man kann sich selber nicht vergeben. Dies scheinen mir zentrale Dinge zu sein, die zur Depression führen können. In der Selbsthilfeorganisation sah ich ganz klar, daß sehr viele Leute in solchen Denkstrukturen verfangen waren. Und ich auch!

Wenn ich mir so Gedanken mache über mich und über das, was mir durch den Kopf geht, ist es sehr oft so, daß ich Lebensenergie von anderen Menschen beziehe. Man kann sagen, die Lebensfrage lautet bei mir: Was denken andere Menschen von mir? Falle ich auf? Werde ich bemerkt? Nimmt man mich wahr? Dies ist eine sehr egozentrische Sichtweise, aber in der Realität ist es einfach so, ich muß mir das eingestehen. Ich möchte besonders sein, möchte ein künstlerisches Element in mir tragen und kann mich darin richtig verlieren. Die Wahrnehmung von anderen steht sehr stark im Vordergrund. Statt zu einer selbständigen Identität zu gelangen, drehen sich die Gedanken um die Wahrnehmung der anderen, weshalb ich zum Teil auch Mühe habe, mit Kritik umzugehen. Kannst Du mit Kritik umgehen? Ich meine, auch dann, wenn sie nicht sachlich vorgetragen wird?

Ich lerne immer mehr, Abstand von mir selbst zu bekommen, mir die Möglichkeit zu geben, über mich zu lachen und die Dinge mit einer gewissen Objektivität zu betrachten.

Die Gefahr bei mir war eigentlich schon immer, daß ich Gefühle ernst bis zu ernst genommen habe und deshalb auch tief gekränkt war, wenn ich verletzt wurde. Auch Kritik an meiner Arbeit konnte mich sehr tief verletzen, im Innersten treffen und mich in den Rückzug treiben. Der Hang sich selber herunterzumachen kam dann noch dazu. Auch als mir die Muster durch die kognitive Therapie klar geworden waren, konnte ich sie nicht einfach beiseite schieben. Doch es bessert sich.

Herzlichst, Ruedi

Lieber Ruedi!

Ich mußte so lachen über Deine Frage, ob ich mit Kritik umgehen kann. Ist es nicht so, daß Leute auf solche Fragen – wie zum Beispiel »Haben Sie Humor?« – meist mit einem selbstverständlichen tiefempfundenen »Ja!« antworten?

Also, ich denke, daß ich mit sachlicher Kritik recht gut umgehen kann, ja, daß ich sogar die Tendenz habe, mich manchmal zu entschuldigen, selbst wenn mich gar keine Schuld trifft. Da ich viel von andern, vor allem aber sehr viel von mir selber verlange, habe ich häufig das Gefühl, diesen Ansprüchen nicht zu genügen. Ich kann mich erinnern, wie mich einmal eine Arbeitskollegin sehr freundlich darauf hinwies, daß ich mich in der letzten halben Stunde viermal entschuldigt hätte und nun doch bitte damit aufhören solle.

Mit unsachlicher Kritik hingegen habe ich große Mühe. Und wenn dann erst noch Dinge verdreht werden, sehe ich rot. Da bin ich vielleicht – auch – zu empfindlich. Ich kann schlecht Dinge auf sich beruhen lassen, ich steigere mich dann förmlich in innere wütende Dialoge.

Und das »Besonders-sein-wollen«, das Du ansprichst – wie vertraut ist mir das!

Ich habe lange gebraucht, um herauszufinden, daß es Menschen gibt, die viel gelassener reagieren auf alle mögliche Unbill des Lebens. Ich bin entweder total fasziniert oder zutiefst abgestoßen, gleichgültig bin ich ganz selten. Und solche Wechselbäder sind vermutlich auch für andere nicht ganz einfach.

Nochmals zur Kritik: Wahre Kritik schätze ich außerordentlich, weil sie für mich eine Anerkennung bedeutet: Jemand hat sich wirklich mit mir, mit meiner Arbeit auseinandergesetzt. Was ich nicht ertrage, fast noch schlechter als unsachliche Kritik, ist ein unreflektiertes Bewundern. Das wirst Du auch erlebt haben: Wie oft bekommen wir zu hören: »Ach, Sie waren ja so toll in dieser oder jener Sendung«, und wenn Du nachfragst, was genau denn so toll war, kommt nur noch heiße Luft. Da fühle ich mich veralbert, nicht ernst genommen.

Was mir aber am allerschwersten fällt – auch heute noch – ist, wenn ich gar nicht wahrgenommen werde. Dann habe ich das Gefühl, nicht zu existieren. Dann kann ich auch nicht mehr lachen.

Gruß! Verena

Ferien oder die Flucht

Lieber Ruedi,

Du hast Dich sicherlich auch schon danach gesehnt, unseren nebligen Wintern zu entgehen, hast von Palmenstränden, Meer und Hitze geträumt. Ich habe jahrelang gezögert, und dann, vor drei Jahren beschloß ich, diesen Winter verbringe ich arbeitenderweise an der Sonne. Mein ursprüngliches Ziel, Afrika, klappte nicht, und so fuhr ich auf Rat eines Freundes nach Goa, Indien. In rasender Eile besorgte ich mir ein Visum, Impfungen steckte ich mir an den Hut, und fuhr los. Allein und bereits wieder in einer fetten Depression. Aber ich vertraute darauf, daß eine völlig andere Gegend und strahlende Sonne meine Depression aufweichen würde.

Es wurde ein Fiasko sondergleichen...

Goa, 1995

Seit 5 Uhr früh schreien die Krähen auf den Palmen. Es ist ein durchdringendes, beängstigendes Geräusch. Ansonsten Stille, der Propeller im Zimmer dreht sich lautlos. Ich sehe meine Kleider verstreut, aus dem offenen, noch immer unausgepackten Koffer schauen mich Tonbandkassetten an, Manuskripte.

Die Hitze des Tages kündigt sich bereits an – es ist der 21. Dezember, drei Tage vor Weihnachten. Ich ringe nach Luft, Herzhämmern, Schweißausbrüche, dasselbe wie gestern und vorgestern. Ich renne auf die Terrasse, Maschendraht gegen die Krähen, ich schreie, heule.

Gegenüber taucht das Gesicht der Nachbarin auf, besorgt, mit aufgerissenen Augen.

Ich schäme mich, ziehe mich zurück ins Zimmer. Gleich wird sie nach oben kommen, mich in den Arm nehmen, mich trösten. Nichts geschieht.

Später bekomme ich mein Frühstück vom pummeligen jüngeren Sohn der Familie. Dann gehe ich runter. Da steht sie wieder, die junge Frau. Nun bin ich auf ihrem Territorium, nun spricht sie mich an in diesem merkwürdigen indischen Englisch.

»What is wrong?«

Ich schluchze: *»Mein Sohn ist nicht da.«*

»Ist er krank?«

»Nein, aber er ist nicht da.«

»Wann sehen Sie ihn wieder?«

»Erst nach Neujahr.«

»Aber er ist nicht krank?«

»Nein, aber … er ist nicht da.«

»Und Ihr Mann?«

»Er ist vor einem Jahr gestorben.«

»Oh.«

Ihr junges Gesicht verdüstert sich. Fast berührt sie meinen Arm.

Ich gehe an den Strand, noch ist niemand da. Hitze, Fremde, das Gefühl, auf Treibsand zu gehen. Der Besitzer der kleinen Bude bringt mir einen Kaffee. Dann kommt er wieder mit einem Heiligenbildchen, sagt: »Jesus hilft uns allen.« Wieder breche ich in Tränen aus.

Was mache ich bloß? Hier bin ich noch unglücklicher als zu Hause. Die Touristen widern mich an, fast alle Europäer, die seit Jahren hier leben, sind bis ans Halszäpfchen voller Drogen. Die Inder, in deren Revier ich lebe, sind mir vollkommen fremd. Meine Sorgen sind nicht die ihren, ihre Sorgen nicht die meinen, uns trennen Welten. Nichts stimmt, die Leute hier haben Geldprobleme, und ich bezahle Fr. 3.–

pro Nacht für mein Zimmer. Natürlich gibt es auch hier ganz feine Leute, einen Händler aus Kaschmir, der mich unermüdlich tröstet und aufrichtet, mit mir auf der Vespa übers Land fährt, aber ich bin fehl am Platz. Und vor Weihnachten graut mir.

Ja, lieber Ruedi, das war für mich der Ausbruch in den Süden. Und wie ich erst Weihnachten verlebt habe... Aber das ist eine andere Geschichte!

Verena

Liebe Verena,

in den nebligen Winterzeiten sehne ich mich grundsätzlich immer nach Palmen, Meer und weißem Sandstrand. Manchmal setze ich mich dann irgendwo hin, gestalte mir einen Tagtraum und laufe darin sehr virtuell den Strand entlang. Ich habe ein sehr gutes Vorstellungsvermögen und rieche förmlich den Sand und das Salzwasser.

Es gibt aber auch immer wieder Momente, in denen ich erkenne, daß ich die Weihnachtszeit, diese Stimmung, die Lichter, die Kälte und den Schnee, Menschen, die dick eingepackt sind, den Duft von gebrannten Mandeln bis zum Glühwein, liebe. Irgendwo bin ich ein grenzenloser Romantiker und ein kitschiger Mensch. Ich habe eine sehr starke Beziehung zu Kitsch, wofür ich mich dann auch gerade wieder verurteile...

Ich habe die Erfahrung gemacht, daß man nicht einfach in ein Flugzeug steigen und irgendwo hinfliegen kann, wo anderes Wetter herrscht, damit die Depression weg ist. Man nimmt sie mit, kann ihr nicht entfliehen.

Allerdings besteht bei mir eine andere Fluchttendenz, nämlich die vor der harten Realität. Mein Leben wird sehr bestimmt von der Sehnsucht nach etwas Schönem, Harmonischen, nach dem wie es sein könnte. Sehnsucht begleitete mich schon als Schüler. Ich stöberte letzthin wieder einmal in meinen Aufsätzen, die ich als Kind geschrieben hatte, und dort kommt diese Sehnsucht schon zum Ausdruck. Mit anderen Worten: Ich flüchte vor der Gegenwart, vor dem, was ist.

Ruedi

PS: Und wie ist es Dir dann damals an Weihnachten ergangen?

Lieber Ruedi,

willst Du wirklich wissen, wie Weihnachten in Goa verlaufen ist?!

Gut. Erst saß ich mit deutschen Bekannten, die ich dort getroffen hatte, am Strand. Wir wollten großartig essen, bestellten in einer der kleinen Strandbuden ein ausführliches Mahl und warteten, warteten. Als wir schließlich in der Bruchbude von Küche nachschauten, war der Koch geflüchtet...

Zu einem anderen Zeitpunkt hätte ich das komisch gefunden, bloß, ich wollte unbedingt in eine Mitternachtsmesse, und die Zeit drängte mittlerweile. Ich verließ mit knurrendem Magen den Schauplatz, ergatterte mir ein Taxi und unternahm eine Irrfahrt, weil der Taxifahrer die Kirche nicht finden konnte. Endlich waren wir angekommen. Ich fühlte mich einmal mehr sehr einsam und hatte nur den einen Wunsch, mit meinem Sohn in Europa zu sprechen. Mit viel Glück und Überredungskunst gelang es mir, einen Pater zu beschwatzen und von seinem Zimmer aus zu telefonieren. Ich hörte die Stimme meines Sohnes, hörte von Schnee, von klirrender Kälte, von schönem Weihnachtsessen, naja, Du kannst Dir denken, was in mir so vorging.

Dann ging ich in die Kirche, sie war rappelvoll, sogar der

angrenzende große Hof war voller Leute. Ich sah lauter sehr elegante Inder in schönsten farbigsten Gewändern, kaum Europäer, der Kirchenschmuck irrlichternd zwischen reinem Kitsch und naiver Frömmigkeit. Und eine unvorstellbare Hitze trotz der surrenden Propeller. Nach der Messe, die sehr lange dauerte, fragte ich ein älteres indisches Paar nach dem Weg zu meiner Straße. Das Ehepaar lud mich zu sich ein. Inzwischen war es drei Uhr früh und ich bekam Tee und einheimisches Gebäck. Es war unglaublich lieb und rührend. Und dann bestanden sie noch darauf, mich »nach Hause« zu begleiten.

Ja, es war eine wilde Mischung zwischen Sehnsucht, Trauer, Verzweiflung, Beglückung und Staunen.

Sei herzlich gegrüßt, Verena

Liebe Verena,

ich habe Weihnachten immer in unserem Kulturkreis gefeiert. Das heißt nein, einmal war ich in Israel zu Weihnachten und am Vortag des Heiligen Abends in Bethlehem in der Geburtskirche, die ich schrecklich kitschig fand und bei mir dachte, daß dies nicht mehr viel mit der wahren Weihnachtsgeschichte zu tun hat. Ansonsten habe ich wundervolle Erinnerungen an Weihnachten. Meine Eltern haben sich sehr große Mühe gegeben, uns ein schönes Fest zu bereiten.

Ich habe aber natürlich auch den Streß und die emotionale Überladung erlebt. Bei EQUILIBRIUM-Sitzungen stellte ich immer wieder fest, daß in dieser Zeit sehr viele Gedanken aufkommen, die normalerweise nicht an die Oberfläche treten würde. Diese Überfrachtung von Gefühlen; die Vermischung von den eigenen erlebten Geschichten aus der Kindheit und der momentane Streß von »man sollte doch« führt ja nicht selten zu hochexplosiven Konstellationen.

Ich denke, Weihnachten, wie wir es feiern, hat auch etwas Ungesundes, man will zuviel miteinander erreichen, und dies muß innerhalb von diesen paar Tagen geschehen. Das kann nicht funktionieren.

Liebe Grüße, Ruedi

Familiengeheimnis

Lieber Ruedi,

ich bin so erzogen worden und auch in einer solchen Zeit aufgewachsen, in der man über Dinge, beispielsweise über Familiengeheimnisse, den Mund hielt. Es wäre unschicklich gewesen, selbst mit Freunden darüber zu reden. Die Zeiten haben sich geändert.

Heute ist man von Talkshows gewöhnt, sein Innerstes bloßzulegen oder bloßlegen zu lassen. Ganze Unterhaltungsserien – und ihre Macher und Macherinnen – leben davon, daß möglichst Pikantes aufs Tapet kommt und breitgewalzt wird. Tränen und Ausbrüche in Fernsehstudios gehören zum Alltag.

Kann das ein Grund sein, selber in die gleiche Kerbe zu hauen? Ich denke nicht. Außer: Das Thema erfordert es, und es glückt einem, das Wichtigste einigermaßen diskret zusammenzufassen. Ob mir letzteres gelingt, weiß ich nicht. Aber ich weiß, daß Depressionen nicht einfach so über einen hereinbrechen. Sie mögen genetisch bedingt sein, sie sind sicherlich auch ein Fehlverhalten des Gehirns, aber ich bin überzeugt, sie haben auch mit den allerersten Momenten zu tun, die man als kleines Kind, womöglich schon vor der Geburt, erlebt hat.

Also, Ruedi, mein großes Familiengeheimnis ist, daß ich unehelich geboren bin, daß meine Mutter und auch mein Vater nie verheiratet waren, weder miteinander noch mit sonst jemandem. Und: daß ich nie »geplant« war.

Das klingt gar nicht so besonders schlimm, ich weiß. Heute gibt es junge Frauen zuhauf, die stolz darauf sind, ihre Kinder allein großzuziehen. (Es gibt selbstverständlich auch solche, die es gezwungenermaßen tun). Ja, es gab in den nach 68er Jahren eine Zeit, in der Frauen proklamierten, sie bräuchten nur den Samen der Männer, ansonsten sei das starke Geschlecht eigentlich überflüssig.

Vor über 50 Jahren, als ich geboren wurde, war dies nicht der Fall. Und bei meiner Mutter, einer Zeit ihres Lebens konservativen Dame, schon gar nicht. Sie hat unglaublich darunter gelitten, einen Mann zu lieben, der sie, allen ursprünglichen Versicherungen zum Trotz, nie geheiratet hat. Sie hätte buchstäblich alles dafür getan, verheiratet zu sein, hätte sich beispielsweise gleich nach der Heirat wieder scheiden lassen, aber mein Vater wollte nicht. Nein, alles hat sie nicht getan. Sie hat meinen Vater, einen Diplomaten, nie unter Druck gesetzt. Das hätte sie tun können, aber das lag ihr nicht.

In meiner Kindheit und noch sehr lange danach war dieses Im-Stich-Lassen meiner Mutter für mich eine unvorstellbare Feigheit. Auch heute noch habe ich die größte Schwierigkeit einzusehen, daß mein Vater offenbar panische Angst davor hatte, sich zu binden.

Daß er selbst unter schrecklichen Depressionen gelitten haben muß, wurde mir selbst erst vor wenigen Jahren klar – und dies, obwohl ich als Kind, wenn ich meine Ferien bei ihm verbrachte, so manchen Nachmittag in einem Hotelzimmer an seinem Bett saß, ihm die Hand halten und seinen stundenlangen quälerischen Gedanken zuhören mußte.

Für mich war er damals einfach ein Mann, der sich – völlig anders als meine Mutter – nicht zusammenreißen konnte, der ständig irgend etwas hatte und von einem Arzt zum nächsten rannte. Sein Selbstmitleid hat mich auf die Palme gejagt. Und gleichzeitig war ich hilflos.

Ich erinnere mich, daß ich als kleines Mädchen während einer Zugfahrt Nierenkoliken bekam. Ich wußte überhaupt nicht, wo die Nieren sind, aber das Rütteln des Zuges verursachte bei meinem Vater entsprechende Schmerzen, und ich projizierte sie auf mich. Als ich von seinem Tod hörte, war mein erster Gedanke: Nun blufft er wieder.

Ich weiß nicht, ob Du, lieber Ruedi, nachvollziehen kannst, wie schlimm es für mich war, daß meine Eltern nicht verheiratet waren. In meinem damaligen Weltbild, sicherlich stark geprägt von meiner Mutter, kannte man das von Künstlern oder dann von Leuten aus niederen Schichten, sogenannt »einfachen« Leuten. Vielleicht noch von Trinkern, Schlägern, dem sogenanntem Abschaum der Gesellschaft.

Aber meine Mutter kam aus einer guten Familie, mein Vater aus einer geradezu exquisiten. In solchen Schichten hatte man wohl Geliebte, aber man war verheiratet, wahrte den Schein nach außen.

Wir wahrten ihn übrigens auch, meine Mutter trug den Ehering ihrer Mutter. Mein Vater stellte mich als seine Pflegetochter vor, nach außen waren meine Eltern geschieden. Als ich 12 Jahre alt war, adoptierte mich mein Vater. Und als ich 22 Jahre alt war, sagte ich ihm alle Schande. Stellvertretend für meine Mutter, die das selbstverständlich nie getan hätte. Darauf strich mein Vater mein Erbe und setzte mich auf den Pflichtteil. Und drei Monate später starb er.

Ja, und wie gesagt, ich hätte gar nicht erst auf die Welt kommen sollen. Die Ärzte hatten meiner Mutter erklärt, sie könne aus medizinischen Gründen keine Kinder bekommen. Sie wurde dennoch schwanger. Einer der wenigen privaten Sätze, die mein Vater je zu mir äußerte, war: »Sie wollte dich eigentlich abtreiben.«

Ich habe meine Mutter nie daraufhin angesprochen. Es verbat sich von selber.

Sie war die glühendste, aufopferungsvollste Mutter, die man sich vorstellen kann. Ich erkrankte als Kind an Tuberkulose und kam in die Berge in ein Kinderkrankenhaus. Als ich nach neun Monaten Streckbett wieder aufstehen durfte, zunächst eine Minute, dann zwei, bekam ich Angst. Die Schwestern waren überfordert, viele Kinder fielen um, das war »la rechute«, der gefürchtete Rückfall. Ich schrieb meiner Mutter, sie gab umgehend Wohnung und Beruf zu Hause auf, reiste zu mir, nahm mich aus dem Krankenhaus und pflegte mich hingebungsvoll. Die Ärzte und Schwestern sagten: »Das schaffen Sie nie.« Sie schaffte es, selbstverständlich. Woher sie die Kräfte und die Ausdauer nahm, ist mir heute noch schleierhaft.

Daß ich meine Mutter verehrte wie eine Göttin, versteht sich. Daß ich später auch die andere Seite der Medaille sah, daß ich mir – aber da war ich schon über 40 – oft gewünscht habe, meine Mutter hätte ihr eigenes Leben gelebt, statt durch mich zu leben, ist eine andere Geschichte.

Ein Sprung ins Heute: Ich habe gerade die Biographie über Alice Schwarzer gelesen. Auch sie ist ein uneheliches Kind, aber anders als bei mir wurde da nichts vertuscht. Alice wuchs bei ihren Großeltern auf, und wenn ich so lese, wie der etwas lebensuntüchtige, aber zärtliche Großvater die Kleine fütterte, wie die Großmutter die kleine Alice ernst nahm, gar nicht daran dachte, das Kind zu »erziehen«, sondern sie eher wie eine Schwester behandelte, nun, da gehen mir geradezu die Augen über! Die gleiche Zeit und ein ganz anderes Leben.

Mein Vater – habe ich ihn gehaßt? Sicherlich auch, aber nicht nur. Ich habe ihn, wie kann ein Kind anders, auch geliebt. Gewünscht, er würde mich auch lieben. Einfach so, wie man ein Kind liebt. Nicht so, wie er mich, sein »einziges Kind«, wie er mich nannte, liebte. Nämlich wie eine kleine Erwachsene, die er mit seinen Erwachsenen-Sorgen behelligte. Wie eine zu formende, schöne, intelligente, kurz: perfekte Frau. Wie die Frau, die er nie getroffen hat.

Er selber war ein brillanter Kopf. Was blieb der kleinen

Verena anderes übrig, als selber so brillant wie möglich zu werden? Als Kind wollte ich Tänzerin werden, doch als ich an Hüfttuberkulose erkrankte, war dieser Traum ausgeträumt. Aber mit Theater wollte ich zu tun haben. Unbedingt. Ich wollte Schauspielerin werden.

Mit 17 Jahren stellte ich mich einem Theaterdirektor und einer Schauspielerin vor. Ich wollte von der Schule abgehen. Aber mein Vater verbot es mir. Seine Alternative: Ich solle Theaterwissenschaften studieren, promovieren und dann ganz oben in einem Theater einsteigen.

Als er starb, studierte ich im dritten Semester. Nun wäre der Weg frei gewesen, das Studium abzubrechen und Schauspielerin zu werden. Ich promovierte statt dessen in Windeseile und sagte zu einem Vater irgendwo in den Wolken »Voilà!«

Ich erwähnte es bereits: Mein Vater sprach – auch in seinen erschreckend kalten Briefen an mich – von mir als seinem »einzigen Kind«. An seiner Beerdigung sah ich nicht nur viele Frauen, viele Kränze, darunter einen von Willy Brandt, sondern auch ein Zwillingspaar. Obwohl ich völlig hysterisch war und die ganze Zeit lachte, fiel mir trotzdem auf, daß mich die Zwillinge, rund sechs Jahre jünger als ich, fasziniert beobachteten. Im Zug zurück nach Hause erzählte mir meine Mutter, was sie vom einzigen Freund, den mein Vater hatte, gerade erfahren hatte, daß die Zwillinge ebenfalls Kinder »meines« Vaters seien.

Das liegt nun weit über 30 Jahre zurück. Nur angesichts der damaligen Zeit kann ich mir erklären, daß ich diese Botschaft zur Kenntnis nahm, ohne mit meiner Mutter darüber zu sprechen. Ohne sie zu fragen, was sie denn dabei empfände. Einmal mehr verbat sich das.

Inzwischen habe ich einen losen, aber guten Kontakt zu meinen Geschwistern. Sie haben ihren, unseren Vater in ihrem ganzen Leben dreimal gesehen. Auch ihre Mutter hätte eigentlich keine Kinder bekommen sollen. Und daß noch ein viertes »Kind« irgendwo vorhanden ist, sei nur noch der Vollständigkeit halber hinzugefügt. Ach ja, ich hätte übrigens ein Bub werden sollen.

Merkwürdigerweise habe ich dennoch meine Kindheit in der Erinnerung nicht als unglücklich empfunden. Ich war ein strahlendes Kind, ausgesprochen lebhaft und verliebt ins Leben.

Ich sehe mich als Kleinkind mit meiner Mutter über die Brücke von Ennetbaden nach Baden gehen, in ungeduldiger Vorfreude auf den Kurpark, in dem ich mit anderen Kindern spielte, während meine Mutter mit anderen Müttern auf einer Bank saß.

Ich sehe mich in Leysin, dem berühmten Ort für Tuberkulose, wo ich an Krücken die Terrasse auf und ab raste, weil ich so viel Energie hatte. Ich erinnere mich, wie meine Mutter nach unserer Rückkehr nach Ennetbaden pausenlos damit beschäftigt war, die Türe zu öffnen für meine Mitschüler, die mir von der nahegelegenen Schule ausgestopfte Vögel und Schulaufgaben mitbrachten.

Ich erinnere mich – oh Seligkeit! – wie mich mein Lehrer die ersten Stunden in die Schule trug.

Die dunklen Seiten sind schwächer ausgebildet. Irgendwann saß ich im Treppenhaus des Hotels, in dem wir die ersten acht Jahre lebten, und weinte herzzerbrechend. Wenn Freundinnen nach einem Geburtstagsfest wieder nach Hause gingen, fühlte ich mich allein. Ich wollte kein Einzelkind sein.

Aber die Lebenslust schwang oben auf, das Gefühl, es würde alles noch schöner und schöner werden.

Und lange Zeit war mein Leben auch großartig. Nach meiner rasanten Studienzeit, die ich in vollen Zügen genoß, kam ich eigentlich eher zufällig zum Schweizer Fernsehen, hatte rasch eigene Sendungen – und dies, obwohl ich mich nie fest anstellen ließ – dann heiratete ich, arbeitete weiter wie eine Wilde, bekam meinen Sohn, arbeitete weiter. Doch um die vierzig herum fing es plötzlich an zu bröckeln.

Plötzlich bekam die unternehmungslustige, stets heitere Verena Hoehne Panikanfälle, es taten sich Löcher auf, wurden tiefer und immer tiefer. Im November 1983 hatte ich zum ersten Mal eine Depression, bis heute beläuft sich die Zahl auf insgesamt 15, die jeweils drei bis sechs Monate dauerten. Natürlich kam bei den verschiedenen Therapeuten, die ich in der Folge aufsuchte, auch das Familiengeheimnis zur Sprache, wurde quasi aufgearbeitet.

Ich habe inzwischen akzeptiert, daß ich nie gegenseitige Liebe zwischen meinen Eltern erlebt habe, ich weiß um meine Einsamkeit. Ich weiß, daß mir die Selbstverständlichkeit fehlt, die man haben kann – nicht haben muß! – wenn man in einer »normalen« Familie aufgewachsen ist, in der es mal Streit gibt, aber auch Versöhnung.

In guten Zeiten habe ich das begriffen und kann damit umgehen.

In schlechten Zeiten rutscht der Boden weg. Dann weiß ich nicht mehr, ob es mich überhaupt gibt. Und wenn, wozu?

Verena

Liebe Verena,

in meiner Familie, vor allem auf seiten meiner Mutter, die aus Italien stammt, kamen immer wieder sehr empfindungsstarke Menschen vor, die eine sehr ausgeprägte melancholische Seite hatten und eine Neigung besaßen, zur Flasche zu greifen. So schlimm es auch ist – dies übertrug sich auch auf meine Mutter.

Sie war eine typische »Mama«, ein sehr sentimentaler, melancholischer und gleichzeitig herzlicher Mensch. Bei uns wurde »Italianita« groß geschrieben, die Nonna – eine typische italienische Großmutter – war jahrelang an unserer Erziehung genauso beteiligt wie meine Eltern.

Als wir von Lugano nach Zürich zogen – dort bekam mein Vater ein sehr gutes berufliches Angebot – wuchs sich dies für meine Mutter wie auch für uns Kinder zu einem regelrechten Schock aus. Meine Mutter trauerte der Tessiner Lebenskultur nach, war wie entwurzelt und griff immer häufiger zur Flasche, um, wie sie einmal sagte, »die unendliche Leere in mir auszufüllen«. Wir Kinder mußten öfters Nachschub holen und erlebten dann mit hilfloser Verzweiflung, wie sie manchmal bei schönstem Wetter die Vorhänge zuzog und tagelang das Bett nicht mehr verließ. Die klassische Situation von Alkoholikerfamilien. Ich war damals erst elf Jahre alt, mein Bruder neun, doch diese Bilder werde ich nie mehr vergessen.

Vor allem auf der Seite meiner Mutter findet man eine unglaubliche Labilität in der Familie. Viele sind jung gestorben, meine Mutter gehört auch dazu, sie starb an Leberzirrhose.

Später ging ich immer wieder an die Orte, aus denen meine Mutter und ihre so früh verstorbenen Verwandten stammten. Wie bei einem journalistischen Auftrag hab ich recherchiert und nachgefragt: Wie haben sie sich verhalten, was haben sie gesprochen, wie waren sie integriert? Dabei habe ich immer mehr Zeichen für die Depressionen erkannt und konnte daraus Rückschlüsse auf das ziehen, was ich selber erlebte.

Selbstverständlich habe ich mich auch detailliert mit der Suchtproblematik, insbesondere dem Alkoholismus auseinandergesetzt. Ich ließ mir eine Studie aus den USA kommen, vom *National Institute on Alcohol Abuse and Alcoholism*. Nach deren Erkenntnissen stammen mindestens 50 Prozent der Amerikaner, die wegen Alkoholismus behandelt werden, aus Familien mit einer Vorgeschichte in bezug auf diese Krankheit. Nach Ansicht von Wissenschaftlern erben Kinder von Alkoholikern die abweichende Fähigkeit des Gehirns zur Umwandlung von Alkohol. Das heißt, sie haben ein hohes Risiko, nicht nur zum Alkoholismus, sondern auch von Gemütserkrankungen; Kinder von Alkoholikern zeigen ein hohes Maß an Angst, Depression und Zwangsverhalten.

Interessant daran ist, daß das Syndrom nicht nur aufgrund eines Traumas entsteht – weil man eben mit einem Alkoholiker aufgewachsen ist – sondern, daß es zu einem gewissen Grad genetisch bedingt ist. Meine Mutter starb daran, zu früh. Mir helfen diese Erkenntnisse im Leben, wenn auch nicht unbedingt dabei, diesen Verlust zu verkraften.

Thomas von Aquin, ein großer Lehrer der Kirchengeschichte, sagte:

»Jeder Mensch ist unersetzlich, und jeder Mensch ist eigener Ausdruck seines Schöpfers, und wenn dieser Ausdruck fehlt, fehlt wirklich etwas.«

Dies hört sich wunderbar, schön philosophisch, hochgeistig an, und ich glaube, in diesem Satz steckt ein Geheimnis, dem ich weiter nachgehen möchte.

Vielleicht fehlte meiner Mutter das Urvertrauen in ihr eigenes Dasein, und es gab niemanden, der ihr das genügend deutlich vermitteln konnte.

Ich versuche, meinen Kindern dieses Vertrauen zu vermitteln, denn ich habe es für mich auch gefunden. Mit allem, was dazugehört.

Dein Ruedi

Panik

Lieber Ruedi,

heute möchte ich Dich nichts fragen, sondern Dir einfach nur einen Text vorlegen.

Es ist einer von sehr vielen, die ich während all der Depressionsjahre geschrieben habe. Manche Texte, von Hand geschrieben, sind kaum leserlich, manche voller orthographischer Fehler, überall kommen angefangene Sätze vor, die Panik ist sogar auf dem Papier deutlich sichtbar.

3. September 1998

6 Uhr früh – der Schlaf weicht, es ist – wie bereits befürchtet, seit Wochen naß, dunkel. Der Herbst und damit auch der November drückt. Ich stehe rasch auf, es wird mir schwindlig, ich rauche eine halbe Zigarette, gehe auf die Toilette und schon kommt sie, die Panik.

Geduldig wie eine Spinne wartet sie, daß ich in ihr Blickfeld gerate. Ich will noch nicht, keinesfalls. Ich nehme ein *Temesta*, bis 8 Uhr will ich noch schlafen, dann kommt Frühstücksbesuch. Ja, das bete ich der Spinne vor: Ätsch, es kommt jemand, ich werde also nicht gelähmt am Eßtisch sitzen und ins Grau rausstarren.

Aber im Bett fängt alles an zu schwingen, in rasendem Tempo überschlagen sich die Gedanken. Heute eigentlich nichts Wichtiges vor, ein endloser Tag also, der gefüllt werden muß. Die Sätze »Ich werde nicht gebraucht«, »Keiner wartet auf mich«, »Alle anderen sind beschäftigt, nur ich nicht«, »Alle haben sie einen Partner, nur ich nicht« hängen längst in bleigefaßten riesigen Lettern wie ein Fries an der Zimmerdecke.

Doch, ich darf ja eine Stunde heulen, und dann muß ich eisern zwei Stunden schreiben, egal, was dabei herauskommt. Disziplin.

Ich stehe wieder auf, lege das Frühstücksgeschirr für meinen Sohn bereit, störe ihn im Badezimmer, ein kurzer unwirscher Satz. Dann verziehe ich mich, wie seit Jahr und Tag, damit ich ihm nicht auch noch den Morgen versaue.

Im Bett der gleiche Höllentanz wie zuvor, nur daß die Krallen bereits tiefer greifen, alles umsonst, die Stunden gestern bei der Therapeutin, wo ich um Boden bat. DU HAST NICHTS ZU TUN – und das, was du zu tun hättest, unmöglich anzufangen.

Schließlich ist mein Sohn aus dem Haus, ich rase in der Wohnung herum, katastrophale Unordnung, ich finde nichts, schichte Zeitungsstapel aufeinander. Gipfeli und Weggli kaufen – also raus in die trübe Soße. Draußen ist es wärmer als erwartet. Erst als die fröhliche Verkäuferin mir einen guten Tag wünscht, kommen die Tränen. Bis ich zu Hause bin, heule ich bereits wie ein Schloßhund. Einer Nachbarin falle ich gleich um den Hals. Ihr klaren Augen schauen mich betrübt an, ihre Stimme sagt: »Ich weiß auch nicht, was ich da tun soll.« Rauf, die Panik wächst, das *Temesta* – vor wie vielen Stunden erst geschluckt? – reicht bereits nicht mehr. Ich rufe die als Päpstin der Medikamentation berühmte Ärztin in der psychiatrischen Klinik an – wie gewohnt das Band, wie gewohnt ihre ruhige energische Stimme, morgen sei sie wieder da, im Notfall wende man sich ... Ich schluchze ins Telefon rein, ich würde jetzt die Maximalzahl der Medikamente nehmen, und es sei noch schlimmer als zuvor.

Meine Freundin ist noch immer nicht eingetroffen, was bloß tun? Ich setze mich an die Maschine, die Finger treffen die Tasten nicht, nach wenigen Momenten gebe ich auf. Dann starte ich den Laptop wieder, vielleicht kann ich an einer Übersetzung arbeiten. Nach zwei Zeilen, hoffnungslos, ich begreife nicht, was da geschrieben steht.

Was sagte eine Bekannte noch? Ach ja, Zeitungen bündeln, einfach das »Normale« tun. Ich bündle alles, was sich bündeln läßt. Und jetzt? Endlich klingelt es an der Tür. Ich werfe mich der Freundin schluchzend an den Hals – was, wenn ich nicht mal den bevorstehenden Tag auf die Reihe kriege? Ganz zu schweigen von den horrenden Tagen, wenn es dunkler und dunkler wird, wenn die Arbeit ausbleibt, oder ich bis dahin alles versiebt habe, was ich jetzt noch hätte anleiern können? Helle Panik. Dazwischen Gipfeli und Weggli, die vermantscht schmecken, weil mit Tränen runtergekaut. Dann nimmt R. meine Füße; das war's, Berührung.

Ich werde müde, endlich. Dann muß sie gehen, wieder Panik.

Idee: Ich schließe mich ihr an, nehme meinen Laptop mit, werde sie auf ihren Gängen begleiten. Nochmals mit knapper Not einen Morgen überstanden.

Verena

Liebe Verena,

die bittere Wahrheit ist: Was als »Rettung« erscheint, erweist sich nicht selten als Trugschluß. Damit meine ich Deine Sätze »... alle haben, ich nicht ...«. Die Trennungs- und Scheidungsstatistiken sprechen eine andere Sprache.

Und ob man es nun glauben will oder nicht: Sehr oft sind die Partnerinnen und Partner von depressiven Menschen schlichtweg überfordert. Häufig genug kommen sie an ihre Grenzen, viele gehen sogar darüber hinaus, doch oft geht es eben irgendwann nicht mehr.

Ich verstehe Deinen Wunsch nach einem Partner, der Dich hält und mit Dir durch diese schweren Zeiten geht, sehr gut. Das Alleinsein stelle ich mir ungeheuer schwer vor.

Eine Partnerschaft kann eine große Hilfe sein, muß es aber nicht. Klammere Dich nicht an diese Wunschvorstellung, es nimmt Dir zuviel Kraft.

Ich sehe förmlich, wie Du unwillig die Augenbraue hochziehst, vermutlich denkst »der hat leicht reden, er hat ja jemanden«. Stimmt, ich habe meine Familie, sie gibt mir Struktur, Aufgaben und Verantwortung, was mir sehr half, weiter zu bestehen. Dafür bin ich sehr dankbar.

Aber ich habe in den EQUILIBRIUM-Gruppen auch die andere Seite kennengelernt: überforderte Partnerschaften, in denen der depressive Partner mit Vorwürfen überhäuft wurde. Es gibt keine schlüssige Lösung, man muß – so banal es ist – mit dem umgehen, was gerade ist.

Mit liebevoller Anteilnahme, Dein Ruedi

Grübeln

Liebe Verena,

schon als Kind, als Jugendlicher und in meiner Zeit beim Militär beobachtete ich einen starken Hang zum Grübeln in mir. Schon damals hatte ich eine ausgeprägt melancholische Seite in mir, war gefangen in einem Gedankenkreislauf, aus dem ich selbst mit größten Willensanstrengungen nicht ausbrechen konnte. Stunden- bis tagelang hockte ich in dem Loch.

In der Therapiephase stellte sich heraus, daß letztlich ein ausgeprägter perfektionistischer Drang, ein permanentes Sich-Sorgen-Machen, Ängstlichkeit und Zweifeln hinter vielem steckt. Ein Stück weit beinhaltet das Sich-Sorgen-Machen etwas Zwanghaftes. Manchmal sind es spezifische Sorgen, die mir im Kopf herumschwirren, zu anderen Zeiten ist es eine diffuse Ängstlichkeit, auch wenn man den Pflichten im Alltag nachgeht und eigentlich kein offensichtlicher Grund dazu vorhanden ist.

Es kann ein wunderschöner Tag sein, doch man macht sich Sorgen, alles ist von einer dunklen Wolke umschattet. Was sind das für Sorgen? Es handelt sich um alltägliche Aktivitäten: Wie kann ich ein Projekt fertigmachen, das ich angefangen habe; habe ich für heute Abend genug eingekauft. Doch gehen die Gedanken weit über das normale Vorplanen und Überlegen hinaus, es sind Konstrukte, die einen gefangennehmen. Es können Ängste sein, die sich auf die eigene körperliche Befindlichkeit beziehen: wie sehe ich eigentlich aus, muß ich aufpassen, daß ich nicht Hautkrebs bekomme? Solche Gedanken können beim ersten Sonnenstrahl im Winter kommen. Auch finanzielle Sorgen oder Menschen, die man gern hat, kann es betreffen: Kann meinen Kindern etwas zustoßen, leidet meine Frau vielleicht an einer noch unerkannten, unheilbaren Krankheit? Man ruft zu Hause an, es überfällt einen die Angst aus heiterem Himmel.

Man macht sich Sorgen auch in bezug auf Dinge, die eigentlich routinemäßig immer gelungen sind. Die übermäßige Sorgfalt, alles richtig machen zu wollen, auch den Erwartungen anderer Leute gerecht zu werden, führt dazu, daß man Mühe hat im Umgang mit kritischen Rückmeldungen. Man wird gegenüber dem, was von außen kommt, überempfindlich, was einem natürlich als Kritikunfähigkeit oder Teamunfähigkeit ausgelegt wird.

Nach meiner Fernsehzeit war das Grübeln sehr ausgeprägt. So sehr, daß ich monatelang darüber nachdachte – was mir heute noch zum Teil passiert – was gewisse Menschen über mich gedacht oder geschrieben haben könnten, daß ich jetzt an Marktwert verloren habe, daß man mich so oder so einschätzen könnte. Phasenweise habe ich mich nicht mehr getraut, in die Kantine des Radio zu gehen, aus Angst vor dem, was andere Menschen über mich denken könnten. Heute kann ich langsam damit umgehen, daß es vielfach Projektionen sind von mir, und die anderen Menschen schlicht gar nicht so viel Zeit haben, über mich nachzudenken.

Mit der Depression geht eine sehr starke Zentrierung um die eigene Person einher, wovon man sich schwerlich lösen kann im Moment, in dem es auftritt. Man spielt diese Dinge immer wieder gedanklich durch, und die Problematik ist, daß es unproduktiv ist. Man kann sich auch mit Fehlentscheiden stundenlang beschäftigen, es entwickelt sich ein Nachgrübeln über Ereignisse, die für andere völlig unbedeutend sind. Es können dies Gespräche sein, denen man nachtrauert und denkt, man habe eine ganz blöde Bemerkung gemacht. Heute gelingt es mir sehr oft, neben mir zu stehen und zu lachen, und ich denke, es ist ein Zeichen von Gesundheit, wenn man sich selber etwas weniger ernst nehmen kann.

Letztlich besteht, wenn ich all dies genau betrachte, auch ein Denkmuster im Willen, Dinge unter Kontrolle zu haben, das Leben ein Stück weit zu kontrollieren, sich selber oder vielleicht sogar andere Menschen zu kontrollieren, obschon man dies vordergründig nicht zugeben will. Das Ganze hat natürlich auch dazu geführt, daß ich psychosomatische Beschwerden bekam. Man sagt ja auch, daß sich Depressionen hinter solchen Beschwerden aufzeigen können.

Befindet man sich in der Unproduktivität von Grübeln und Sich-Sorgen-Machen, benötigt man sehr viel Zeit und Energie, die besser genutzt werden könnten. Das Ganze fordert auch früher oder später seinen körperlichen Tribut. Ich schlief schlechter, und die Ärzte haben mir dann einfach etwas gegeben, um besser zu schlafen oder begonnen, einzelne Symptome zu bekämpfen. Die wenigsten haben versucht, hinter die Fassade zu schauen. Allgemein habe ich eine Hilflosigkeit bei Allgemeinpraktikern festgestellt und ein sehr rasches Verschreiben von irgendwelchen Medikamenten, ohne sich die Zeit zu nehmen, meine Lebensumstände näher zu betrachten. Möglicherweise wäre man schneller auf gewisse Spuren gekommen. Sehr viel Energie und Zeit gehen verloren, die Erholung fehlt, man kann die Kreativität nicht erneuern. Allgemein habe ich festgestellt, daß das Sich-Sorgen-Machen und Grübeln ungeheuer anstrengend sind. Dies kann zu einer völligen Überforderung bis hin zu einem Burnout führen.

Heute versuche ich, nur noch über Dinge nachzudenken, zu grübeln, bei denen es sich lohnt. Und meistens gelingt das ganz gut.

Liebe Grüße, Ruedi

Lieber Ruedi,

ich grüble gerade über das Grübeln...

Ich habe es immer für normal gehalten, daß ich mir Gedanken mache über alles, was mir widerfährt, aber das ist doch wohl nicht Grübeln? Sicherlich habe auch ich manchmal Dinge zu ernst genommen, mir den Kopf zerbrochen über Fehlentscheidungen, mich geärgert, wenn ich irgend etwas gesagt habe, das ich blöd fand und habe erst später herausgefunden, daß außer mir keiner was daran auszusetzen hatte. Sicherlich bin ich heute viel unbefangener, meine nicht mehr ständig und allen gefallen zu müssen.

Aber das ist doch ein normaler Prozeß, den man im Leben durchmacht, oder?

Möglicherweise aber kenne ich Deine Art von Grübeln einfach nicht.

Sehr vertraut hingegen ist mir Dein Gedanke, Dinge unter Kontrolle haben zu wollen. Wenn ich beispielsweise einen Film drehe, habe ich immer das Gefühl, zumindest diesem Stückchen Leben eine Form gegeben zu haben, es, wenn man so will, unter Kontrolle zu haben. Handlich, gut verpackt, elegant formuliert!

Auch das Theater lebt zu einem guten Teil davon, daß man zwar die größten Probleme der Menschheit abhandeln kann, aber eben komprimiert, überschaubar. Nach zwei Stunden ist das Spiel vorbei, man hat geweint, gelacht, sich entrüstet oder schlimmstenfalls gelangweilt, und dann geht der Vorhang runter. Im Gegensatz zum wirklichen Leben gibt es hier klare Spielregeln, ein Produkt, das man zeigen kann. Hingegen unsere Depressionen! Stell Dir das mal als Theaterstück vor! Die endlosen Grübeleien, die ewige Panik, da würde auch der geduldigste Zuschauer den Raum verlassen.

Mit liebsten Grüßen, Verena

Eine nachhaltige Begegnung

Lieber Ruedi,

viele Depressive erzählen, daß sie in einer Depression nicht mal mehr fähig sind, eine heiße Schokolade zu machen, daß kleinste Arbeiten zum unüberwindlichen Hindernis werden. Du hast mir gesagt, daß Du mit einer einzigen Ausnahme trotz Deiner Depressionen immer weiterarbeiten konntest. Ich selber habe mir auch immer viel darauf zugute gehalten, daß ich trotz größter Mühe nach außen hin weiter funktionierte. Arbeit, so schien es mir – und scheint es mir übrigens auch heute noch – ist DAS Mittel gegen völliges Absacken. Aber immer hat es auch bei mir nicht funktioniert.

Es war 1989. Ich hatte bis zum Herbst ein überaus gutes, sehr aktives Jahr. Ich drehte zwei Dokumentarfilme, übernahm kurzfristig die Redaktion eines Buches, hatte eine Menge Live-Kommentare und Diskussionen im Fernsehen, daneben das übliche Sprecherpensum, kleinere Filmbeiträge und so weiter und so fort.

Aber es mehrten sich die Anzeichen, daß ich daran war, mich zu überarbeiten. Im August fiel ich um Mitternacht im Fernsehen die Treppe herunter – nachdem ich tagsüber für vier verschiedene Sendungen gearbeitet hatte – und prellte mir arg die Schulter.

Ende September, nach einem sehr aufwendigen Dokumentarfilm, gehe ich mit meinem Sohn und einer Freundin in die Ferien. Ich realisiere gar nicht, wie erschöpft ich bin.

Auf meiner Hermes Baby, die ich allen ironischen Bemerkungen zum Trotz mitgeschleppt habe, schreibe ich meine Tagebuchnotizen.

»Es ist wundervoll, Tage voller Sonne, voller Wärme, Licht und Wind. Nächte, die dunkel, aber nicht schwarz sind. Sterne, das Zirpen von Grillen, das Rauschen des Meeres.«

Dennoch. In den Nächten, in denen ich auf dem kleinen Balkon stehe und eine Zigarette rauche, sagt etwas in mir: »Vorsicht!« Sagt: »Denk an die Nächte zu Hause, die so anders sind, in denen Kälte ins Wohnzimmer reinkriecht, in denen ich mich einsam fühle.«

Ach was, sage ich mir. Ich werde neue Vorhänge und Pflanzen kaufen, Spots im Garten installieren, die den toten Himmel vergessen machen. Mir geht's doch gut! Ich habe Arbeit in Hülle und Fülle, mein Ego ist gestärkt, Pläne für die Zukunft stehen an, ich muß es einfach noch schaffen, eine Balance herzustellen zwischen meiner Arbeit, meinen Freunden und den vielen Dingen, die ich in den letzten Monaten arg vernachlässigt habe.

Ich lese ein Buch, das mich wie magisch anzieht. *Ich tanze so schnell ich kann* ist der Bericht einer berühmten amerikanischen Journalistin, die auf dem Höhepunkt ihrer Karriere und ihres privaten Glücks einen Valiumentzug macht, dabei fast durchdreht, in verschiedenen Kliniken landet und alles verliert. Ich lese, obwohl mich etwas warnt.

Kaum wieder zu Hause holt mich die Depression ein. Noch habe ich sie einigermaßen im Griff, noch stürze ich mich wie gewohnt in Arbeit, aber ich habe bereits keinen Appetit mehr, dafür Durchfall. Ich kaufe wie geplant die Vorhänge fürs Wohnzimmer, versuche mir mit Licht und Musik zu helfen.

Das nächste große Projekt, ein Live-Gespräch mit dem Kabarettisten Franz Hohler steht vor der Tür. Bei den Recherchen im Filmarchiv stoße ich auf Sätze, die mich über

Gebühr beschäftigen: *»Wenn sich unsere wirklichen Kräfte melden, kommen Stimmungen, Gefühle, Träume hoch. Dann fallen viele Menschen um ... Mich wundert nicht, wie viele umfallen, eher: wie viele es aushalten.«* (Franz Hohler).

Beim Schneiden der kleinen Einspielfilmchen für das Portrait über Franz Hohler kann ich nicht mehr. Ich sage dem Cutter, ich sei müde, müßte eine Pause machen. Der Cutter findet, so könne man nicht arbeiten. Ich habe weder die Kraft noch das Vertrauen, ihm die Sachlage zu erklären und breche die Arbeit ab. Suche Schutz und Hilfe bei einer Freundin, bin sehr beunruhigt.

In der Woche darauf sitze ich am Schreibtisch wie gelähmt. Ich habe mich schon so lange auf das Gespräch mit Franz Hohler gefreut, warum fallen mir jetzt bloß keine Fragen ein, kein möglicher Ablauf der Sendung? Der übliche Mechanismus, daß im letzten Moment ungeahnte Kräfte frei werden, funktioniert diesmal nicht. Seit Wochen lese ich keine Tageszeitungen mehr, höre kein Radio, schaue kein Fernsehen. Manchmal realisiere ich, daß Sonne durch den Nebel dringt, ansonsten bewege ich mich wie ein Roboter durch die Tage.

8. November 1989: Franz Hohler und ich fahren mit dem Zug nach Mainz ins ZDF zu unserer Live-Sendung *Begegnungen* für *3sat*. Ich habe doch noch einen Ablauf hingekriegt, über den wir im Zug nicht reden, um nicht Dinge vorwegzunehmen. Ich bin sehr müde.

Im Sender findet die Regie-Besprechung statt, es wird die Reihenfolge der Einspielfilme besprochen, wir bekommen unsere Garderoben, machen uns fertig für die Sendung, werden geschminkt. Inzwischen bin ich ziemlich munter geworden, der Adrenalinspiegel tut das seine.

Die Live-Sendung beginnt. Ich frage, Franz Hohler antwortet. Nach etwa fünf Minuten passiert es, irgend etwas in mir schaltet ab. Ich weiß, daß ich weiterfrage, aber mir kommt es so vor, als säße da eine andere Person an meiner Stelle.

Die Filme werden von dieser Person bei der Regie abgerufen, aber ich selber befinde mich wie in einer Art zähen Traum oder dickflüssiger Trance. Ich habe keine Ahnung, ob ich auf Franz Hohlers Antworten richtig reagiere, ich mache einfach weiter. Nach sechzig Minuten ist der Spuk vorbei.

Anschließend gehen wir essen, Franz schaut mich, so kommt es mir vor, beunruhigt an, empfiehlt mir eine Therapeutin.

9. November. Auf dem Rückweg muß ich in Basel für die Tagesschau einen Theaterausschnitt aus einem Stück von Elfriede Jelinek drehen. Ich erschrecke zu Tode über die überzeichneten Frauenfiguren, die grellen Töne, die schmerzhaft bunten Kostüme, die verzerrten Bewegungsabläufe. Ich verliere jegliche Distanz, werde selber zu einer der grimassierenden Figuren. Total erschöpft fahre ich heim.

10. November. Ich versuche, das kleine Filmchen zu schneiden, merke, es geht nicht. Bange rufe ich die Redakteurin an, aber sie winkt ab: »Macht nichts, die Sendung ist ohnehin voll, die Berliner Mauer ist ja gestern gefallen.«

Ich verstehe nicht, wovon sie spricht.

Danach, lieber Ruedi, bin ich wirklich ausgestiegen. Auch die samtene Revolution in meinem geliebten Prag habe ich nicht wirklich mitbekommen. Statt dessen begann eine Odyssee durch verschiedene Kliniken.

Die Videokassette mit dem Gespräch mit Franz Hohler habe ich mir viele Monate später angeschaut. Es war nicht so schlimm, wie ich befürchtet hatte, aber merkwürdig. Da sprach – tadellos geschminkt – eine Frau, die ich kenne, aber auch wieder nicht kenne. Doch, sie lächelte, sie fragte auch durchaus korrekt, aber mit dem Tempo stimmte etwas nicht.

Es war alles wie in einer fast unmerklichen Zeitlupe.

Verena

Liebe Verena,

Du hast mein volles Mitgefühl, es muß schrecklich sein, so neben sich zu stehen und nicht teilhaben zu können an dem, was man selber gerade macht. Die Zuschauer der Sendung über Franz Hohler haben sicher nichts bemerkt, vermutlich nicht einmal die Kollegen im Studio – ein schwacher Trost, ich weiß.

Das Auf und Ab, das Du beschreibst, ist mir fremd. Was ich erfahre, ist Melancholie, die ständig vorhanden ist.

Ich stimme Dir zu, daß die Arbeit ein gutes Mittel darstellt, um nicht völlig jeglichen Halt zu verlieren. Hinzu kommt Deine Routine und Professionalität, die Dir auch ein Durchhalten auf der Kippe erlauben.

Wenn ich mir zudem anschaue, wer alles unter Depressionen gelitten hat, so befinden wir uns eigentlich in guter Gesellschaft.

Die Palette reicht von Aristoteles über Petrarca, Robert Schumann, Virginia Woolf und Leo Tolstoi bis hin zu Winston Churchill. Einige haben Aufzeichnungen darüber hinterlassen, und davon möchte ich Dir ein paar Beispiele geben.

Michelangelo Buonarroti, Bildhauer, Maler, Architekt, Dichter (1475–1564) an Lodovico di Buonarrota Simoni in Florenz

»Hochverehrter Vater... Es heißt, der Mensch sollte zufrieden sein, wenn er sein tägliches Brot hat und trotz Armut ein christliches Leben führt, so wie ich hier ein kärgliches Leben führe und mich nicht um die Ehre, das heißt das Treiben der Welt, bekümmere, sondern unter vielen Mühen und tausend Sorgen seit nunmehr fast fünfzehn Jahren keine gute Stunde verbracht habe.«

(Brief an den Vater, Oktober – November 1512)

Wolfgang Amadeus Mozart, Komponist (1756–1791)
»Ich kann Dir meine Empfindung nicht erklären, es ist eine gewisse Leere, die mir halt weh tut, – ein gewisses Sehnen, welches nie befriedigt wird, folglich nie aufhört – immer fortdauert, ja von Tag zu Tag wächst... es freuet mich auch meine Arbeit nicht... gehe ich ans Klavier und spiele etwas aus der Oper, so muß ich gleich aufhören – es macht mir zuviel Empfindung – Basta!«
(Brief an seine Frau, Juli 1791)

Besonders nahegegangen ist mir der Brief von Peter Tschaikowsky, dessen Musik ich sehr liebe:

Peter Tschaikowsky (1840–1893)
»Ich bin des Lebens überdrüssig.«
»Infolge schwerer nervöser Störungen bin ich hypochondrisch geworden. Ich weiß nicht warum, aber ich wurde von unglaublichen Anfällen von Melancholie gequält. Am liebsten würde ich irgendwohin weit weg gehen und mich an einem unerreichbaren, gottverlassenen Ort verstecken.«
(Brief an die Schwester, 1867, und an den Bruder, 1869)

Und zum Schluß noch der Schauspieler Vittorio Gassman

»Jeden Morgen dieser Kampf gegen den Wunsch, im Bett zu bleiben, um sich dem Tag nicht stellen zu müssen; und dieses Krampfgefühl im Brustkorb und den Beinmuskeln; die Arme, die sich am Kopfkissen festklammern, als wäre es ein eisernes Schild... Ich will... Ich will wieder lebendig werden, will wieder eine normale Verbindung zwischen meinen Bewegungen und meinen Gedanken herstellen, zwischen meinen Schritten und meinem Willen... Finanziell geht es mir gut; ich habe eine Menge Freunde, einige angesehene Bekannte. Warum löst sich all das – die

Ferien, das Lesen – die Leute, die ich gerne traf – in einer gewissen Leere auf? Warum schleppe ich mich, wenn ich auch nur einen Nachmittag allein zu Hause bin, von einem Sessel in den nächsten (manchmal – ich gestehe es – sogar ohne aufzustehen), um nur ja kein bißchen Energie zu vergeuden? Wer hat mir mein Ich geraubt?«
(Memorie del sottoscala)

Wie die wohl damit gelebt und überlebt haben? Einige von ihnen haben schließlich bekannterweise kapituliert und ihrem Leben selbst ein Ende gesetzt.

Mit nachdenklichen Grüßen, Ruedi

Wo ein Wille ist...

Liebe Verena,

zwei Power-Menschen. Und dann geht plötzlich nichts mehr, beim besten Willen nicht. Wir beide bewegen uns in einer Welt, in der man immer gut drauf sein muß. Schöne heile Medienwelt, Scheinwelt! Eine Zeit lang konnte ich das Wort »Power« nicht mehr hören, es durchzuckte mich geradezu, eben weil ich so gerne Power gehabt hätte...

Ähnlich erging es mir mit der Bezeichnung »Frohnatur«. Oh, wie ich sie haßte, die strahlenden Vorzeige-Promis in den Illustrierten. Ich hatte sie nicht, diese vielbeschworene Power, von Frohnatur gar nicht erst zu sprechen. Bei mir stapelten sich die unbeantworteten Briefe, vor der Depression konnte man sich mit Leichtigkeit unterhalten, war witzig, charmant und verblüffte mit geschliffenen Aussagen, und dann kommen die einfachsten Worte kaum mehr über die Lippen. Hunderte von Büchern bleiben, versehen mit Lesezeichen, unberührt liegen. Leere, Einsamkeit und Öde dominieren, selbst bei Konzerten oder Fußballspielen. Der sogenannte vielbeschworene Wille hat mich dann jedesmal im Stich gelassen.

Du erwähntest einmal das Buch *Ich kann nicht wollen.* Ohne es gelesen zu haben, finde ich diesen Titel sehr bezeichnend.

Von meinem Vater wurde ich immer aufgefordert, mich »zusammenzureißen«. Er hatte diesen eisernen Willen, Disziplin und was alles noch dazu gehört. Ich nicht, jedenfalls nicht in diesem Ausmaß. Dabei habe ich mich redlich bemüht. Selbst als es mir bereits ziemlich schlecht ging, das war zu der Zeit, als ich beim Fernsehen nicht mehr zurechtkam, versuchte ich, die ganze Sache mit dem Willen und dem Verstand anzugehen. Ich mußte sozusagen kapitulieren, vor meinem eigenen Willen, vor meinen Erwartungen, und mir eingestehen, daß ich mit diesen Methoden nicht weiterkam.

Ich habe in Büchern über die kreative Melancholie gelesen. Ich könnte mir vorstellen, daß Kreativität möglich ist, wenn die Krankheit nicht Depression heißt. Ein Gefühl der Melancholie kann sicherlich kreativen Input leisten, kann helfen, Gefühle auszudrücken. Man findet diese Melancholie bei vielen Musikern, weshalb ich zum Beispiel sehr gerne Tschaikowsky höre. Auch Balladen oder Blues drücken das Element Melancholie aus. Depression ist für mich jedoch etwas anderes und ist auch etwas anderes als Trauer.

Es gibt Zeiten, in denen man zu hohe Erwartungen an das Leben stellt. Wird man dann enttäuscht oder frustriert, verfällt man in diese Traurigkeit. Man verspürt Herzenge und lebt in der Vergangenheit, wo alles besser und schöner war. Diese Verklärung und Verherrlichung der Vergangenheit macht den Menschen blind für die Gegenwart. Man stellt sich also nicht der Realität, sondern flüchtet sich in eine Scheinwelt. Sobald man sich mit der Gegenwart konfrontiert, vergräbt man sich in Depression oder Traurigkeit. Ich habe dies als Mechanismus bei mir, aber auch im Gespräch bei vielen anderen Menschen festgestellt.

Es gibt im Alten Testament die Klagepsalmen, die für mich eine große Hilfe sind. Man kann durch sie alle Gefühle, die man hat, aussprechen. Diese Psalmen helfen vor allem, wenn man sie meditiert, um sich vom Ballast zu befreien. Ich zum Beispiel habe ein Klagebüchlein, in dem ich aufschreibe, was mich wütend macht, was ich beklage, was ich zu betrauern habe, und ich finde so Ausdrucksmöglichkeiten für meine negativen Gefühle, die ich mitten im Alltag aufschreiben kann. Mit der Zeit entdecke ich eine Spur, welches die Hauptmotive meiner Wut und Trauer sind. Es gibt natürlich verschiedenste Möglichkeiten wie malen, gestalten, schreien im Wald, auf ein Papier schreiben und zerreißen. Was für mich wichtig war und ist, ist Sport. Es ist dies eine Art, wie ich Wut verwandeln kann, ohne anderen zu schaden, und ich nütze erst noch meiner Gesundheit.

Etwas Banales, das mir sehr half, ist, daß ich in meinem Trauerbüchlein eine Seite für Dankbarkeit eingerichtet habe. Jeden Tag schreibe ich nun also auf, wofür ich dankbar bin. Positive Eigenschaften, die man an sich und anderen Menschen entdeckt, lenken die ganze gedankliche Ausrichtung auf eine andere Gefühlsebene.

Manchmal sind es eben gerade die einfachsten Dinge, die helfen.

Herzlichst, Ruedi

Lieber Ruedi,

hat mir sehr gefallen, Dein Trauerbüchlein mit der einen Seite für Dankbarkeit. Ich selber schreibe seit eh und je, in guten wie in schlechten Zeiten. Seit anderthalb Jahren schreibe ich sogar noch mehr als sonst, weil mir ein Buch in die Hände gefallen ist, das mich unglaublich inspiriert hat. Es heißt *Der Weg des Künstlers* von Julia Cameron. Es geht darum, die Kreativität, die jeder in sich hat, zu aktivieren. Und die erste von vielen Aufgaben lautet: jeden Tag – wirklich jeden – drei Seiten von Hand zu schreiben. Nein, keine große Literatur, keine ausgefeilten Essays, sondern das, was einem konkret gerade durch den Kopf geht. Ich sage Dir, das ist eine fabelhafte Übung, eine Art Kopfleeren, die ungemein gut tut. Am schwierigsten fiel mir dabei das

Schreiben von Hand, aber der direkte Weg vom Hirn, Herz über die Hand hat schon seinen Sinn.

Und wenn ich jetzt in den dicken Ordnern blättere, stoße ich auf Dinge, die mich sehr überraschen, etwa auf Vorsätze, die ich längst wieder vergessen habe und die mir damals doch so wichtig waren. Oder auf Momente, in denen mich etwas geärgert hat, das heute längst seine Wichtigkeit verloren hat. Es ist eine Lektüre, die vieles relativiert, vieles wieder in das Licht rückt, das ihm zukommt. Aber es gibt auch viele Seiten, in denen meine Mutlosigkeit, meine Verzweiflung während der Depressionsschübe zum Ausdruck kommen. Was mich dabei erschreckt, sind die Wiederholungen, die fast identischen Beschreibungen meiner Ängste und meiner Leere. Und am erschreckendsten von allem: die Angst, nicht mehr herauszukommen aus dem Loch. Wenn Freunde mir sagten und sagen: »Du bist doch bisher immer wieder herausgekommen, warum ängstigst Du Dich so sehr?« antwortete ich jeweils: »Mag schon stimmen, aber wer garantiert mir, daß ich DIESMAL wieder aus der Depression auftauche?«

Kehren wir zurück zu Julia Cameron – diese täglichen drei Seiten sind nur ein Bruchteil der Aufgaben, die sie stellt. Es geht ihr wirklich darum, alte Denkmuster aufzubrechen und damit Energien freizusetzen, die man künstlerisch einsetzen kann. Und davon habe ich bereits sehr profitiert.

Das sind überhaupt die beiden Stichworte, die mir – wenn überhaupt irgend etwas – in den Depressionszeiten geholfen haben: Arbeit und Kreativität.

Beides, versteht sich, nur in höchst bescheidenem Maß, denn in der Depression ist man ja gerade nicht schöpferisch. Aber die kleinsten Erfolgserlebnisse zählen, und so habe ich in jede Klinik meinen Laptop mitgenommen und zumindest einen Artikel geschrieben, an einer Übersetzung gearbeitet oder ich habe gemalt, häufig unter Tränen, habe gesungen, krächzend in einer Kirche.

Was mir hingegen nie geholfen hat, waren Ferien. Es scheint eine Tatsache zu sein, daß man sich als Depressiver nicht entspannen kann, ja, daß man sich im Gegenteil angesichts lauter lustiger Leute um einen herum, die das Leben genießen, nur noch einsamer vorkommt.

Verena

Liebe Verena,

nur eine kurze Geschichte, nämlich die vom Propheten Elia – für mich ein wunderbares Beispiel, wie man depressiven Menschen helfen kann.

Elia ist mit seinen Kräften völlig am Ende (heute würde man vermutlich von einer Erschöpfungs-Depression sprechen), und Gott läßt ihn zunächst schlafen, spricht ihn nicht an. Dann bringt Gott dem Propheten zu essen, bis dieser wieder bei Kräften ist. Dies geschieht alles ohne den geringsten Vorwurf. Danach bietet Gott Elia ein Ziel: Geh bis dahin. Ich muß sagen: Das ist einfach eine perfekte Therapie, nichts wird gedeutet, be- oder verurteilt, alles darf sein. Und dann, durch den neugewonnenen Mut, kann Elia weitermachen.

Ist das nicht großartig? *Ruedi*

Lieber Ruedi

Elia – eine sehr ergreifende Geschichte.

Ich selber habe in meinen dunklen Stunden mehr an Hiob gedacht, an den Mann also, der alles verlor, zuerst seine Herden, dann seine Töchter und Söhne, sein Haus und schließlich noch seine Gesundheit. Erst als sein Körper bedeckt ist von eiternden Geschwüren, hadert er mit Gott:

»Ich bin es satt, ich mag nicht mehr weiterkämpfen. Mir

wäre es lieber, wenn du mich erwürgtest. Der Tod ist besser als ein solches Leben.«

Seine Freunde sitzen an seinem Krankenlager, analysieren das Geschehene, erteilen kluge Ratschläge und heilsame Ermahnungen.

Nur einer schweigt: Gott.

Hiob versucht Gott zur Rechenschaft zu ziehen, lehnt sich auf.

Die Freunde begreifen ihn nicht, sich auflehnen ist doch Sünde, die allergrößte Tugend wäre es, Gott zu danken für das Leid. So sind wir erzogen worden. Und überhaupt: Hiob muß Schlimmes getan haben, sonst hätte ihn Gott nicht so bestraft.

Endlich, im 38. Kapitel des Buches Hiob, läßt sich Gott vernehmen, stellt Hiob seinerseits viele Fragen. Und nun macht Hiob eine neue Gotteserfahrung: »Ich kannte dich ja nur vom Hörensagen, jetzt aber hat mein Auge dich geschaut.«

Er legt sogar Fürsprache ein für seine unverständigen Freunde.

Und Gott läßt Hiob wieder gesund werden.

Und es werden ihm noch drei Töchter geboren. Er nennt sie »Täubchen, Zimtblüte und Schminktöpfchen«. Namen voller Zärtlichkeit. So zärtlich kann nur sein, wer im Leid das Lieben nicht verlernt hat.

Mit lieben Grüßen, Verena

Klinik

Lieber Ruedi,

obwohl ich mich immer mit Händen und Füßen gewehrt habe gegen das Aufsuchen einer psychiatrische Klinik, habe ich doch einige Male den Versuch gemacht.

16. November 1989

Es geht mir so schlecht, daß ich dem Rat meines damaligen Hausarztes folge und mir die psychiatrische Klinik in Oetwil am See anschaue. Es ist ein schöner Novembertag. Zusammen mit meinem Au-Pair Mädchen schaue ich mir die Klinik an. Die herumschlurfenden Patienten, die abgelöschten Gesichter, die stumpf herumsitzenden Gestalten machen mir zwar angst, aber insgesamt habe ich einen guten Eindruck. Die Schwester, die mich auf mein Bitten herumführt, sagt am Schluß: »Sagen Sie mir dann Bescheid, wann Ihre Bekannte kommen will.«

Aha, sie ist gar nicht auf die Idee gekommen, ich würde mich für mich selber erkundigen. Ich komme mir vor wie Rumpelstilzchen, beschließe tapfer zu sein und melde mich für den 20. November an.

20. November

Zuhause ist alles organisiert. Ich packe und versuche mir einzureden, daß mir der Aufenthalt in Oetwil helfen wird. Heute ist Nebel, der sich vor Oetwil noch verdichtet. Ich verfahre mich, fühle mich verloren, hilflos. Alles ist anders als vier Tage zuvor. Ich habe Angst, Angst, Angst.

Das Gespräch mit Dr. R., den Assistenten und Schwestern

ist gut, sie sind alle sehr ruhig, höflich und freundlich. Ich soll mein Zimmer mit einer – wie man mir sagt – sehr angenehmen, ruhigen Frau teilen. Ich lege mein Gepäck aufs Bett, kein Telefon, kaum Platz, meine Dinge zu verstauen. Ich schaue aus dem Fenster hinaus – es ist nichts zu erkennen, alles nur dunkel und neblig.

In einem unangenehm hellen Raum sind Patienten mit einer Malübung beschäftigt, die mir ziemlich albern vorkommt. Ich überlege mir, warum man gerade in solchen Institutionen nicht ein gemütlicheres, beruhigenderes Licht hat. Ein junger Patient stiert zu mir herüber. Mir wird unbehaglich. Schließlich nähert er sich mir und sagt plumpvertraulich: »Nicht wahr, du bist ein Transvestit?«

Ich erschrecke zu Tode.

Ich erfahre, daß er auf Entzug ist. Später bekommt er beruhigende Medikamente und ist danach wieder ganz liebenswürdig.

Ich habe noch immer nicht ausgepackt. Ich gehe durch die Gänge, gelange in ein Café. Dort sitzt ein Ehepaar, die Frau ist offenbar schon häufig hier gewesen. »Doch«, sagt sie, »man hat es hier gut.« Ihr Mann lächelt bestätigend, er wirkt müde, aber gefaßt.

Ich gehe zurück und finde mich plötzlich im Therapiezimmer, höre mich um eine Unterredung mit dem diensthabenden Arzt bitten, sage ihm: »Ich kann nicht hier bleiben.«

Der Arzt holt eine Therapeutin, gemeinsam versuchen sie mich zum Bleiben zu bewegen, sagen, heute wäre es schon zu spät zum Gehen und morgen würde sicherlich alles anders aussehen.

Ich bleibe stur: »Ich will jetzt gehen.«

Ich muß ein Formular unterschreiben, daß ich auf ausdrücklichen Wunsch und auf eigene Verantwortung die Klinik verlasse und daß ich mir nichts antun werde. Irgendwie finde ich das komisch, muß fast lachen. Ich unterschreibe und fahre los.

Spät abends komme ich zu Hause an. N. fragt, was ich denn hier tue. Ich finde keine Antwort, alles ist nur noch ein Albtraum.

Einige Tage später nehme ich meinen noch immer unausgepackten Koffer und fahre in eine »normale« Klinik, nach Breganzona in die Vita Sana.

Ja, Ruedi, und dann habe ich nochmals einen »Ausflug« in eine psychiatrische Klinik gemacht. Diesmal war es die Hohenegg. Nur so viel dazu: Ich kam in die geschlossene Abteilung, das ist für die ersten Tage offenbar Usus für jeden Neuankömmling. Auch hier waren Pflegepersonal und Ärzte ausgesprochen freundlich, auch hier erschreckte mich jemand, diesmal war es eine Frau, die mich am Ärmel packte und mir grauenhafte Geschichten von Bomben und zerstörten Häusern ins Ohr raunte. Auch hier floh ich, freilich erst am nächsten Morgen, nach einer Nacht voller Panik.

Ich habe verschiedentlich von anderen Leuten gehört, sie würden ganz gerne von Zeit zu Zeit in eine psychiatrische Klinik gehen, wenn sie unter schweren Depressionen leiden. Die Klinik würde ihnen Schutz bieten in einer Zeit, in der sie sich dem Alltagsleben nicht mehr gewachsen fühlen.

Ich selber habe diesen Schutz nicht gefunden.

Oder vielleicht präziser: Mir war, als würde ich mich aufgeben, wenn ich mich einer psychiatrischen Anstalt ausliefere.

Liebe Grüße, Verena

Krankheitsbonus

Liebe Verena,

hast Du Dir auch schon einmal die Frage gestellt, welche Vorteile eine Depression mit sich bringt?

Es gibt dazu eine sehr beeindruckende Geschichte im Neuen Testament über einen chronisch Kranken am Teich Bethesda, der 38 Jahre lang darauf gewartet hat, daß man ihn in das Wasser hineintrage. Wenn das Wasser sich bewegte, hatte es heilende Wirkung. Jesus trat an diesen Kranken und fragte: Willst du gesund werden? Er stellte also eine sehr direkte Frage. Willst du diesen Zustand aufgeben, der gewisse Vorteile mit sich bringt? Als der Kranke diese Frage bejahte, trat die Gesundung ein. Dies ist natürlich sehr verkürzt erzählt, aber ich denke, diese Geschichte beinhaltet sehr viel Wahres.

Wenn die Krankheit nur Flucht ist, um keine Verantwortung übernehmen zu müssen oder um keine Ablehnung zu erfahren oder um geliebt zu werden, kommt man nicht heraus.

Ich kenne den Fall eines jetzt 50jährigen Mannes, der ein Leben lang dominant war am Arbeitsplatz, in der Familie, alle mußten nach seiner Pfeife tanzen. Vor zehn Jahren wurde er als depressiv erklärt, ging fünf Jahre lang in Behandlung, wurde von einem Therapeuten zum anderen geschickt. Er sagte mir: »Schau, irgendwo ist ja schon etwas da, aber als die Depression entdeckt wurde, wurde sie automatisch zu einem neuen Machtinstrument. Wenn ich sagte, ich mag jetzt nicht, dann gab es keinen Besuch. Meine Krankheit wurde eine neue Art von Manipulation, wie ich meine Umgebung beeinflussen konnte.« Als er diese Muster durchbrechen konnte, ging es auch mit der Heilung vorwärts. Ich will nicht sagen, daß dann alles sofort gut war, aber der Prozeß war eingeleitet.

Was habe ich für Vorteile mit meiner Krankheit? Diese Frage ist bestimmt gesundend, wenn man sie sich stellt und sich ganz gewissenhaft fragt: Bin ich bereit, diese Vorteile aufzugeben?

Ruedi

Lieber Ruedi,

wir zwei waren ja diesen Herbst an der ersten Nationalen Tagung von EQUILIBRIUM und haben an der Podiumsdiskussion teilgenommen. Anschließend haben mich viele Menschen angesprochen, unter anderen eine Frau, die mir empört erzählte, ihr Therapeut habe sie gefragt, welche Vorteile denn die Depression für sie habe. Das sei doch eine geradezu unverschämte Frage!

Ich verstehe die Frau, im ersten Moment kommt einem das ungeheuerlich vor, man leidet wie ein Hund, und dann wird einem suggeriert, man könne irgendwelche Vorteile davon haben.

Aber als meine letzte Therapeutin mir gleich zu Beginn unserer Arbeit die gleiche Aufgabe stellte, mußte ich lachen. In den vergangenen 15 Jahren habe ich Zeit und Gelegenheit gehabt, über Depressionen in allen Facetten nachzudenken, und da ist die Überlegung »Was bringt mir die Depression eigentlich ein?« nicht ganz so abwegig.

Ich habe lange über der Aufgabe gebrütet – und bin nicht sehr fündig geworden. Das einzige, was mir einfiel: Wenn ich mich so von Gott und der Welt verlassen fühle, wenn ich also in einer fetten Depression stecke, scheint meine ungenutzte Energie sich via Depression ein Ventil zu suchen. Die Panik, die freilich keineswegs produktiv ist, verbraucht meine Energie.

Ansonsten: keine Vorteile, soweit ich es erkennen kann.

Ich habe deswegen nicht Menschen an mich binden können, die mich sonst verlassen hätten, im Gegenteil, viele Menschen, die mich mögen, solange ich in guter Form bin, haben sich von mir abgewandt. Beruflich hat die Depression nur negative Folgen gehabt. Und auch ein anderer möglicher Beweggrund fällt weg: Es ist nicht so, daß ich, die ich sonst ein eher hektisches Leben führe, durch die Depression plötzlich zu mir finde, in Ruhe kontemplativ mein Leben überschaue, sondern ich komme mir dann jeweils und unverrückbar nur gräßlich und sinnlos vor.

Als ich mir vor drei Jahren die Hand gebrochen hatte, wurde mir der Unterschied zwischen Depression und irgendwelchen anderen Krankheiten oder Unfällen so richtig klar. Die Hand tat mir kaum weh, ich hatte einen farbenfreudigen Gips und fühlte mich eigentlich pudelwohl, wenn auch etwas behindert. Aber ich wurde rund um die Uhr bemitleidet und mußte hunderte von Malen die komische Geschichte erzählen, wie es dazu gekommen war. Ich habe mir damals gewünscht, ich könnte all das Mitgefühl auf ein Sonderkonto verbuchen und für die Zeit der Depression aufbewahren!

Gruß, Verena

Wozu?

Ruedi,

zu Beginn unseres Briefwechsels, als ich noch tief in der Depression steckte, habe ich folgende Zeilen verfaßt:

Es ist zum Kotzen.

Was will ich eigentlich mit einem Buch über Depressionen?

Im Moment: Meiner ungeheuren Wut Ausdruck geben, daß es einfach unmenschlich ist, unter solchen Umständen überhaupt noch zu leben.

Zeit und Raum verschieben sich.

Es gibt nur noch winzige Inseln kurzfristiger Erholung, etwa wenn mein Sohn im Wohnzimmer etwas liest und ich dabei auf der Couch einschlafe.

Verena

Meine liebe Verena,

die Frage »Wozu«, was will ich eigentlich mit einem Buch über Depressionen, noch dazu über meine eigenen, habe ich mir auch schon gestellt. Immer wieder sogar.

Werde ich mich nicht Kritikern und Leuten, die ohnehin schon Bedenken mir gegenüber haben, zu sehr aussetzen, und liefere ich ihnen nicht zusätzlich Munition? Ich merke, daß ich mich selber stigmatisiere, wenn ich meine, ich würde darüber stehen können. Projiziere ich nicht ein einseitiges

Bild in die Schweizer Medienlandschaft, in der mich alle dann als ›Mister Depression‹ bezeichnen werden? Menschen suchen ja nach Etiketten, wollen schubladisieren. Auf der anderen Seite darf ich nicht vergessen, daß vielen Menschen durch die Thematisierung geholfen wurde, ich konnte mir damit auch selber helfen. Ich bin also nicht bereit, einfach aufzugeben.

Es tröpfeln immer wieder Anfragen für Vorträge, für Teilnahmen an Podiumsgesprächen, an denen auch Fachleute für Depressionen sitzen, herein, was doch ein positives Zeichen ist. Ich merke, man erwartet etwas von mir in bezug auf meine Krankheit und denkt, ich kann einen Beitrag leisten. Ich darf also nicht einfach nur an mich denken; insofern sind Ziel und Sinn gegeben.

So, wie ich Dich kennenlernte, kann ich mir nicht vorstellen, daß Du nur kurzfristige Inseln von Erholung haben kannst, wenn Dein Sohn da ist. Es beschäftigt und schmerzt mich, wenn ich das so lese.

Ein ganz großer Teil meines Lebens ist nicht Depression, sondern Freude und Fröhlichkeit am Leben; mich wie ein Kind an einem guten Eishockey- oder Fußballmatch zu freuen. Auch ein Glas Rotwein oder ein gutes Gespräch mit meiner Frau, eine Diskussion in der Pizzeria nebenan, wo ich mal wieder so richtig italienisch sprechen kann: Das sind Freuden an ganz alltäglichen Sachen, an der Tatsache, daß es mich gibt. Diese Wahrnehmung ist schlichtweg nicht möglich während einer Depression. Zum größten Teil ist das Aufgezählte meine Realität, ich kenne einfach das andere auch. Depression, gemessen an meinem ganzen Leben, ist ein kleiner Teil. Die Erfahrungen waren einfach sehr einschneidend, weshalb ich es wichtig finde, darüber zu sprechen.

Diese Erfahrung des Nebels, der dann da ist, wenn die Sonne sich nicht behaupten kann, diese Melancholie, die mich gefangennimmt, wenn ich mit angezogener Handbremse herumlaufe, kenne ich sehr gut. Die starken Einbrüche, die Du erlebst, kenne ich nur vom Hörensagen, weshalb dieser Briefwechsel auch aufzeigt, wie verschieden die Depressionen erlebt werden können. Dies gibt uns die Möglichkeit, viele verschiedene Menschen anzusprechen.

Dein Ruedi

Lieber Ruedi,

bei mir hat sich während dieses ganzen Briefwechsels etwas geändert. Ich bin mir über viele Dinge klarer geworden als in unzähligen Therapiestunden. Ich stimme völlig mit Dir überein, daß ein ganz großer Teil auch meines Lebens nicht aus Depressionen besteht, ja, daß, ich zitiere Dich weiter, »Freude und Fröhlichkeit am Leben« auch bei mir stark ausgeprägt sind. Ich wage sogar zu behaupten: stärker als bei vielen meiner Freunde, die nicht unter Depressionen leiden.

Das heißt nicht, daß ich jetzt plötzlich die Depressionen gut finde oder auch nur akzeptieren würde, sie als notwendiges Pendant zu meinen guten Zeiten anzusehen. Aber ich weiß viel genauer, wie herrlich es ist zu leben, als wenn ich sie nicht gehabt hätte.

Der Preis allerdings ist hoch. Verflixt hoch. Und nicht alle können ihn bezahlen.

Herzlichst, Verena

»Wenn die Bremse angezogen ist«

So unterschiedlich das persönliche Erleben einer Depression auch ist, gemeinsam ist den davon Betroffenen, daß sie am aktuellen Geschehen in depressiven Zeiten nicht oder kaum teilnehmen können.

»Die Bremse ist angezogen«, nennt dies Daniel Hell, ärztlicher Direktor der Psychiatrischen Universitätsklinik in Zürich.

In einem Gespräch zwischen Ruedi Josuran, Verena Hoehne, Daniel Hell und Anne Rüffer versuchen die Autoren dieses Buches, dem Wesen der Depression näherzukommen.

Rüffer: Es kommen immer wieder Diskussionen auf, daß Depressionen keine Krankheiten sind, sondern momentane Zustände, die man nicht zu ernst nehmen sollte; auf der anderen Seite hört man von dem neuen Ausdruck, der eine Depression als »Infarkt der Seele« bezeichnet.

Hoehne: In dem Buch, das mir Frau Professor Woggon zu lesen gab, spricht die Autorin Frau Professor Jameson von Geisteskrankheit, und ich habe gemerkt, beim Wort Geisteskrankheit bin ich zusammengezuckt.

Josuran: Ich habe mit Kategorien meine Mühe. Weil dann sofort für mich damit die Frage verknüpft ist: Woher kommt es? Und: Hast du im Sinne von Schuld einen Anteil daran?

Diese Frage nach Schuld und Mitverantwortung ist wie ein Reflex. Jedesmal, wenn die Fragestellung auftritt »ist es eine Krankheit oder was sonst«, kopple ich es mit »hätte man es verhindern können?« und »wie groß ist dein Anteil?« Das ist irgendwo auch wieder typisch für den ganzen Verlauf der Depression.

Hell: Für mich ist die Frage ›Krankheit oder Zustand‹ eher theoretisch. Ich würde sagen, Depression ist ein Zustand mit Krankheitswert. Die medizinische Diagnostik, sei es der amerikanischen Gesellschaft für Psychiatrie oder der Welt-Gesundheitsbehörde, geht von einer Zustandsdiagnostik aus und ist rein symptomorientiert. Von einer depressiven Störung oder Krankheit spricht man in der Psychiatrie nach diesen offiziellen Diagnostikmanualen erst dann, wenn sie rezidivierend (wiederholt) auftritt. Mir persönlich gefällt es besser, wenn man von depressiven Zuständen spricht, ihnen Krankheitswert zubilligt, aber nicht von einer durchgehenden Krankheit ausgeht.

Rüffer: Das hat ja Konsequenzen. Ich denke jetzt beispielsweise an die Kostendeckung durch die Krankenkassen.

Hell: Ich glaube, da geht es um die Frage, ab welchem Punkt hat eine depressive Störung Krankheitswert und wird somit gesamtgesellschaftlich auch als Krankheit akzeptiert.

Rüffer: Gibt es diesbezüglich schon Parameter?

Hell: Es gibt Symptomlisten. Und nach der Zahl der Symptome, die mit einem bestimmten Schweregrad über eine bestimmte Zeit vorhanden sind, diagnostiziert man eine Depression.

Rüffer: Gehen wir zurück auf das Thema Schuld. Hat dieses Schuldempfinden eine bestimmte Bedeutung?

Josuran: Ja, theoretisch hat es eine Bedeutung. Es ist für mich immer noch eine ganz große Frage, die mir bis heute noch niemand beantworten konnte: Was ist eigentlich zuerst da? Ist es – ich sage jetzt Mal sehr laienhaft – ein Virus, ist etwas in der Biologie verändert, wodurch ein Mensch anders zu denken beginnt oder nicht mehr funktionieren kann? Oder ist es eher umgekehrt, daß ein Mensch irgendwelche Muster übernimmt, anfängt so zu denken, und dann nistet sich aufgrund dieses Fehldenkens eine bestimmte Krankheit ein, also verändert dieses Denken die Biologie?

Hell: Das kann heute niemand abschließend beantworten. Ich persönlich glaube, daß die Realität verschiedene Antworten zuläßt. Einerseits gibt es biologische Verletzlichkeiten, die vorbestehen und die eine Depression zumindest wahrscheinlicher machen. Andererseits gibt es Menschen, die biologisch im Durchschnitt der Bevölkerung liegen und trotzdem unter bestimmten Situationen depressiv werden. Beide Extrempositionen bilden ein Kontinuum. Es gibt am einen Ende depressive Störungen, die wahrscheinlich von bestimmten biologischen Voraussetzungen ausgehen und am anderen Ende Störungen, die wahrscheinlich sehr viel mit den psychosozialen Verhältnissen zu tun haben.

Josuran: Wenn das Biologische im Vordergrund steht, bin ich ein Stück weit entlastet, wenn das persönliche Verhalten dominiert, habe ich doch immer das Gefühl, ich hätte mit meiner Lebens- und Denkweise ziemlich viel zur Depression beigetragen.

Hoehne: Diese Schuldgefühle sind mir auch zutiefst vertraut. Sie haben im Gespräch in einer Fernsehsendung gesagt, depressive Menschen können sich mit der Realität, wie sie ist, nicht abfinden, es seien Menschen, die sich nicht lösen können. Das hat mich sehr beschäftigt.

Hell: Im depressiven Zustand ist die negative Sicht der Welt und die negative Sicht der eigenen Person sehr betont. In diesem Zustand ist es entscheidend, dem Menschen die Schuld zu nehmen. Somit haben Depressionsmodelle, die besagen, es handelt sich um eine biologische Störung, Vorteile. Sie sprechen Menschen, die mit einer Depression zu kämpfen haben, auch an. Ich glaube, es ist richtig, daß man den Menschen in der Depression sagt: »Ihr seid biologisch jetzt nicht in der Lage, das und jenes zu tun, ihr könnt nicht die alltägliche Leistung bringen. Die Bremse ist angezogen, die zentrale Exekutive, irgend etwas, das in unserem Gehirn plant, entscheidet und agiert, ist ausgebremst.« Da ist etwas Biologisches im Gange in dieser schweren Depression, und dafür kann die betroffene Person nichts. Wenn diese Bremse angezogen, diese zentrale Exekutive geschwächt ist, dann wird es nicht möglich sein, eigene Entscheidungen, eigene Handlungsweisen wie gewohnt auszuüben, man ist handicapiert. Ich glaube, diese Botschaft ist am Platz und richtig. Das ist die eine Erklärung.

Die Frage, die wir jetzt diskutieren, ist eine andere: Gehört die Depression ins Leben oder gehört sie nicht ins Leben? Da vertrete ich klar die Position, es wäre gefährlich, die Depression aus dem Leben zu nehmen und gleichsam nur als isolierte Erkrankung zu sehen.

Hoehne: Das würde ja dann in die Richtung laufen, daß wir eine Happy-Gesellschaft sind, daß wir also diese dunkeln Seiten herausnehmen und klinisch glücklich sind.

Hell: Noch schlimmer. Nehmen Sie chronisch Depressive. Diese Menschen müssen dann als falsch programmiert oder biologisch fehlerhaft gelten, wenn man ihnen nicht helfen kann. Die Frage bleibt, ist das ein Defizit für das ganze Leben, also ein struktureller Defekt oder ein funktioneller Zustand? Ich glaube, daß es in sehr vielen Fällen, wahrscheinlich in der großen Mehrheit, ein funktioneller Zustand und kein strukturelles Defizit ist. Und ich meine, daß es wichtig ist, das auch den Betroffenen zu vermitteln: Ihre automatische Bremse ist angezogen, aber dieser funktionelle Zustand kann sich wieder lösen.

Rüffer: Was sind strukturelle Defizite?

Hell: Hirnstrukturelle Veränderungen, die mit einer gewissen Verarbeitungs-Beeinträchtigung einhergehen.

Hoehne: Wenn ich Ihnen zuhöre, achte ich auf mein Gefühl. Während Sie sprechen, merke ich, daß etwas in mir sagt: Meine Depression gehört mir, und da kennst du dich überhaupt nicht aus. Ich erinnere mich an ein Gespräch, das ich vor kurzem mit einem Philosophen führte. Er sagte: »Letztlich ist der Schmerz das Ureigenste, was ich habe, noch mehr als die Lust.«

Rüffer: Wenn die Beschäftigung, die einem die Depression bietet, das sich auf sich selber Zentrieren und mit den eigenen Befindlichkeiten soviel zu tun zu haben, plötzlich wegfällt, kann ich mir sehr gut vorstellen, daß es die Depression nach der Depression gibt.

Josuran: Ich könnte auch sehr gut ohne Depressionen leben. Kürzlich hat mir jemand gesagt: Ist es nicht auch so, daß ihr das ein bißchen braucht, um nicht so ganz zur Masse zu gehören? Nun, es kann sogar etwas Wahres haben, ich bin nicht ausgefallen und ich bin auch nicht ständig so durch die Gegend gelaufen, daß man mir das angesehen hätte und trotzdem gehöre ich dazu. Meine Umgebung und auch die Ärztinnen und Ärzte, mit denen ich zu tun hatte, waren dadurch immer wieder irritiert. Ich habe immer wunderbar geschlafen und gegessen, ich konnte Sport treiben, all diese Dinge waren da, und trotzdem war so etwas wie eine ständige Leere mein Begleiter.

Hell: Das scheint mir sehr wichtig: Der Begriff Depression deckt unglaublich viele Dinge ab, und es gibt sehr verschiedene depressive Leidensformen. Ich habe vorher von Menschen gesprochen, die keine Entscheidungen fällen können, die sich weniger gut erinnern können, die keine positiven Gefühle haben etc., bei denen der Lebensnerv zutiefst getroffen ist. Aber daneben, und das sagen Sie jetzt, gibt es Menschen, in denen eher eine innere Leere vorhanden ist, aber eigentlich die Alltagsfunktionen nicht gestört scheinen. Das ist wieder eine andere depressive Leidensform. Und ich denke, genau das macht es auch so schwierig, über dieses Thema etwas Allgemeingültiges zu sagen. Es ist wie mit dem Schmerz. Wer kann körperlichen Schmerz definieren? Wer versucht, alle verschiedensten Schmerzformen auf einen Nenner zu bringen, der kennt das Leben oder seine eigenen Grenzen nicht.

Hoehne: Ich hätte so gerne eine Art Barometer, auf dem man erkennen könnte, wieviel Schmerz jemand aushält; der Ruedi hat 7,5, aber ich habe 8,2, der soll mal erst 8,2 spüren. Können wir nicht, werden wir nie können, und das macht es dann schwer, nach außen zu sagen, ich leide wie ein Hund. Vor allem, wenn ich das noch mit Lächeln und mit Funktionieren zu überspielen suche.

Josuran: Ja, das sehe ich auch so. Es gab immer die Schwierigkeit, meinen Zustand unter Kollegen und Freunden zu kommunizieren, aber auch gegenüber Fachleuten war es nicht einfach. Erst ein Hausarzt ist dem relativ schnell auf die Spur gekommen. Nach ca. zehn Minuten hat er gesagt: Das sieht nach etwas anderem aus, so wie Sie das beschreiben. Dann gab es eine Kollegin im Radio, die hat zu mir gesagt: »Heute war es so, wie wenn Du einen leeren Blick gehabt hättest, Du hast wie durch mich hindurchgeschaut, ich konnte keine Kommunikation zu Dir aufnehmen.«

Ich hatte zwei andere Begegnungen mit Hausärzten, die nach einer Checkliste vorgegangen sind: Ist er jetzt depressiv oder nicht. Aber von acht Punkten sind nur zwei zutreffend. Deren Schlußfolgerung: »Sie brauchen etwas mehr Vitamine oder schlafen Sie sich etwas aus, Sie sind überreizt.« Doch ich wußte genau, das ist alles nicht der Fall.

Hell: Ich bin Ihnen sehr dankbar. Gerade das ist die Problematik der modernen psychiatrischen Diagnostik, die ja immer mehr in dieses Symptomorientierte und Zählende hineingeht. Am Schluß verpaßt man die Gestalt, das Ganze, den Menschen in seinem Erleben.

Hoehne: Ich habe zwar vorher gesagt, ich hätte gern diese Meßlatte des Schmerzes, auf der anderen Seite möchte ich das Geheimnis des Menschen bewahrt wissen.

Hell: Depressionen können alle Typen von Menschen treffen. Ich zweifle nicht daran, daß Depression eine menschliche Reaktionsweise ist, auch wenn es die einen häufiger und stärker trifft und sie verletzlicher sind als andere. Aber, wenn man versucht zu typisieren, findet man unter Depressiven mehr Menschen, die hohe Ansprüche an sich stellen, die etwas von sich erwarten, und die natürlich dann eher Gefahr laufen, daß Anspruch und Möglichkeit diskrepant sind und aufeinanderprallen.

Josuran: Ich bin nicht nur depressiv. Das ist ein Teil von mir, der so ist. Ich habe Phasen, in denen es stärker auftritt und solche, in denen es weniger stark ist. Ich versuche, das ein bißchen zu differenzieren.

Hoehne: Ich bin vor kurzem erst draufgekommen, daß ich manische Anteile habe. Drei Leute haben gesagt, leicht manisch. Ich habe immer gedacht, ich hebe einfach ab, wenn ich aus der Depression heraus bin und war einfach froh, am Morgen gut aufzuwachen. Ich habe schon bemerkt, daß ich den Boden nicht ganz berühre. Ich würde, das muß ich schon zugeben, ungern auf Teile der Manie verzichten. Obwohl ich manchmal merke, daß die Leute mich merkwürdig angucken.

Ich sage auch wie Ruedi, es ist ein Teil von mir, aber ich könnte mir nicht das Etikett umkleben, würde ich auch nie tun. Negative Reaktionen verwundern mich nicht mehr. Die Leute hören es einfach nicht gerne, es stört sie. Aus, Punkt, Amen. Es gibt ein paar Leute, die können mit meinen Depressionen umgehen und sind hinreißend. An die halte ich mich.

Hell: Sie sagen beide: Depressivsein ist ein Teil von mir. Ist es immer ein Teil von Ihnen, oder ist es eben etwas, das mal auftritt und dann wieder verschwindet?

Hoehne: Gute Frage.

Josuran: Das ist eine Frage, die mich in einem anderen Zusammenhang sehr beschäftigt: Nachdem so einige depressive Etappen aufgetreten waren im Verlauf der letzten zehn, zwölf Jahre, habe ich gemerkt, wie immer mehr Fachleute, bei denen ich in Behandlung war, gesagt haben, ich sollte eigentlich eine medikamentöse Prophylaxe nehmen. Das heißt, eine Dauermedikation, auch wenn sie ganz tief dosiert ist, damit solche Etappen nicht mehr ständig auftreten. Genau in diesem Zusammenhang habe ich mich damit beschäftigt: Ist es etwas, das doch ständig irgendwo vorhanden ist, ich aber nur etappenweise wahrnehme?

Hoehne: Ich hätte wahrscheinlich noch vor ein paar Monaten gesagt, es sei nur dann ein Teil von mir, wenn ich es spüre. Und jetzt, vermute ich, es wird wahrscheinlich immer ein Teil sein, aber der darf auch mal schön im Dunkeln liegen.

Hell: Dann verstehe ich um so mehr, was Sie ganz am Anfang gesagt haben: Ich lasse mir meine Depression nicht ausreden, die gehört mir.

Hoehne: Ja, das ist aber auch eine ganz neue Betrachtungsweise. Und man sagt ja auch, man soll den Dämonen zum Freund machen. Ist wahrscheinlich eine kluge Einsicht.

Josuran: Um noch einmal auf die Medikation zurückzukommen: Es gibt die einen, die gesagt haben: »Jetzt betrachtest Du nach dieser Episode die Sache für erledigt. Auch vom Kopf her.« Und andere, die sagten: »Nein, Prophylaxe ist wichtig.« Aber das würde bedeuten, auch vom Kopf her, zuzustimmen, daß die Depression latent vorhanden ist. Man sitzt da in der Mitte zwischen zwei Gelehrten und fragt sich, was soll ich jetzt eigentlich machen?

Ja, wenn man mich damit leben lassen würde und ich so leben könnte, hätte ich nicht einmal so ein großes Problem damit oder zumindest in den wenigsten Fällen, um ehrlich zu sein. Ich könnte allein ziemlich gut mit den Dingen, auch in Krisensituationen zurechtkommen. Das Problem ist immer im sozialen Umfeld vorhanden. Sobald ich mit anderen Menschen zusammen bin, kommen Erwartungen, ganz bestimmte Muster und Bilder auf mich zu. Plötzlich geht das nicht mehr, die Akzeptanz, die da ist, wenn ich alleine bin, funktioniert nicht mehr, wenn ich Erwartungen erfüllen soll.

Hoehne: Du hast eine Depression. Angenommen, Du wärst alleine, würdest Du sagen, dann bleibe ich drei Tage für mich alleine und damit hat es sich?

Josuran: Ja. Ich könnte sehr gut damit leben. Dann würde ich halt nichts kochen und sinnlose Talkshows anschauen am Fernsehen, auch würde ich viel schlafen, so würde dann diese schwierige Zeit vorbeigehen. Meiner Erfahrung nach geht das ganz gut so.

Hoehne: Du bräuchtest also niemanden, der Dich dann in den Arm nimmt?

Josuran: Nein, lieber nicht. Am besten wäre es, wenn gar niemand da ist. Nur, diese Situation kenne ich gar nicht, weil ich in einer Familie lebe. Da sind zum Beispiel die Kinder, jetzt sind sie schon größer, aber als sie kleiner waren, war es noch schwieriger, ihnen etwas davon zu vermitteln. Wie soll ein Vater, der tagsüber zu Hause ist, der nicht arbeitet oder zwei Tage krank macht, dem Kind klarmachen, ich bin jetzt zwar da, aber eigentlich bin ich gar nicht da.

Hoehne: Ich habe vorher so gefragt, weil ich, wenn ich Depressionen habe, vor allem unter Angstattacken leide, da halte ich es allein keine Sekunde aus.

Josuran: Das kenne ich eben nicht.

Hoehne: Ich komme mir ausgegrenzt vor in der Depression, weil ich das Gefühl habe, mich braucht keiner und alle anderen werden gebraucht. Würde ich in dem Moment noch wirklich klar denken können, könnte ich relativieren, aber in dem Zustand ist ja Relativierung nicht mehr möglich. Würde ich es fertigbringen zu sagen, jetzt ist diese Depression ein Teil von mir und ich lebe damit, vielleicht würden ja die anderen auch eher damit umgehen können. Und vor allem, warum haben sie Angst vor Depressionen, warum haben sie vielleicht sogar Angst, daß sie sich anstecken könnten? Weil irgendwelche Gefühle vielleicht in allen vorhanden sind, aber häufig unterdrückt werden. Man hat zu funktionieren, und das Funktionieren wird zur Religion.

Hell: Ich bin persönlich überzeugt, daß sie recht haben und es nicht einfach die Depression gibt, sondern ebenso die negative Beurteilung der Depression und die depressive Enttäuschung über die Depression usw. Da geschieht etwas Dynamisches. Wenn es jemandem gelingt, eine leichtere Depression einfach anzunehmen und sich zu sagen, es ist so, und jetzt schaue ich, wie ich dazu stehen kann, dann ist meines Erachtens etwas ganz Entscheidendes gewonnen, weil mindestens die Gefahr der »Depression über die Depression« kleiner wird.

Josuran: Wenn Leere Leere sein darf, dann erlebe ich plötzlich, wie es funktioniert. Es ist in Ordnung, in der Leere zu leben. Plötzlich geht die Leere ohne große Anstrengung vorbei. Will ich etwas unternehmen, weil Leere nicht sein darf aus irgendwelchen Gründen, habe ich ein Riesenproblem damit. Das ist vielleicht auch ein Grund, weswegen ich in den letzten zwei, drei Jahren keine solchen Episoden mehr erlebt habe. Irgendein Mechanismus wurde ein Stück weit durchbrochen. An dem Tag, als ich beschlossen habe, es darf sein, war es keine Bedrohung mehr, war es gar nicht mehr so schlimm.

Hell: Was ich an rein psychopharmakologischen Therapien kritisiere, ist, daß sie die Depression nur als Feind bekämpfen und vorgeben, alles davon ist gefährlich und es muß alles weg. Ich bin zwar der Meinung, es gibt schwere Depressionen, bei denen man genauso handeln muß und es richtig ist, aggressiv zu behandeln. Wenn es jedoch dabei bleibt, ist das für depressive Menschen nicht ungefährlich, weil dann jede Stimmungsschwankung als Feind betrachtet und bekämpft wird. So klinisch sauber kann man auf Dauer nicht leben.

Josuran: Genau das ist mein Erleben der letzen Jahre. Stimmungsschwankungen sind plötzlich nicht mehr die Bedrohung, die sie einmal waren. Früher bin ich fast jedesmal zum Arzt gerannt, wenn sie da waren. Irgendwann einmal habe ich mich gefragt, sofern sie weder lebensbedrohend noch so weit einen Einfluß haben, daß ich nicht mehr arbeiten konnte, weshalb müssen die immer gleich weg? Weil ich damit schlecht umgehen kann, weil ich immer in einem Hoch oder in einem ausgeglichenen Zustand sein will.

Rüffer: Aber es gibt natürlich schon einen markanten Grund, der eine intensive Behandlung indiziert, und zwar die hohe Suizidrate unter depressiven Menschen.

Hell: Jedes große Leiden hat eine hohe Suizidrate. Das gilt für Süchte, für Schizophrenien und das gilt für Depressionen. Depression kann ein fürchterliches Leiden sein und hat deshalb eine besonders hohe Suizidrate innerhalb der psychiatrischen Erkrankungen. Allerdings scheint es mir gefährlich, so eins zu eins zu sagen: Depressivität gleich Suizidalität. Es hängt sehr davon ab, welcher Art die Depression ist, welcher Umgang mit depressiven Stimmungen möglich ist und auch welche Tiefe die Depression hat.

Ein depressiver Mensch, der nirgends mehr einen Sinn

sieht, sucht den Sinn im Tod oder zumindest die Erlösung im Tod. Es gibt Menschen, die derart gelähmt und hoffnungslos sind, daß sie der Zukunft aus der schweren depressiven Verstimmung heraus keine Chance geben. Die Depression kann sich aber wieder aufhellen. Wenn wir diesen Menschen über die depressive Zeit hinweghelfen, können sie wieder zu einer anderen Einschätzung kommen.

Rüffer: Das würde aber heißen, man müßte die Gefährdung oder diesen Zustand mit Krankheitswert viel feiner erfassen können.

Hell: Ja, wenn auch die schwersten Depressionen einfach zu diagnostizieren sind. Dazu braucht es kein Fachstudium. Hingegen sind Übergänge zwischen alltäglicher Mühsal und Depressivität nicht einfach abzugrenzen, um so mehr als unsere Gesellschaft darauf abzielt, immer leichtere Leiden zu pathologisieren. Noch schwieriger kann die Einschätzung der Suizidalität sein.

Rüffer: Ist es richtig, daß in jedem Menschen ein Potential steckt, depressiv zu reagieren oder gibt es diese Glückskinder, die damit nie konfrontiert werden?

Hell: Es gibt wahrscheinlich Menschen, die nie eine Depression haben. Auf der anderen Seite gibt es Menschen, die leiden nun einfach verdammt schwer an Depressionen. Das ist nicht vergleichbar mit dem routinierten Deprimiertsein, das jeder kennt. Deshalb ist auch ganz klar ein Unterschied zu machen: Die einen bedürfen der Unterstützung, der Behandlung und eben auch der Krankenkassengelder, und die anderen bedürfen dessen nicht. Schwieriger sind die Grauzonen dazwischen einzuschätzen.

Rüffer: Hast Du Angst, Ruedi, daß Deine Kinder auch Depressionen bekommen könnten?

Josuran: Bei mir war das Thema einfach aufzubringen: Als es in der Zeitung stand, kamen die Kinder von selber. Ich hätte es nicht einfach von mir aus thematisiert. Die Angst ist da, wobei ich immer mehr davon wegkomme – ohne daß ich jetzt genau Bescheid weiß, wie das mit den Vererbungsgeschichten funktioniert – Dinge als schicksalhaft gegeben hinzunehmen.

Ich bin nicht bereit hinzunehmen, daß das über unsere Kinder kommt wie ein Naturereignis. Früher habe ich von meinem Vater immer gehört: »Weil Deine Mutter und auf der Seite ihrer Verwandtschaft alles Alkoholiker sind, muß es einen von Euch auch treffen.« Das hat mir eine Zeitlang Angst gemacht. Wenn man merkt, was das für Muster sind, kann man diese auch durchbrechen.

Hoehne: Ist das so?

Josuran: Um beim Alkohol zu bleiben. Ich habe den Eindruck, daß ich auch gefährdet wäre. Ich trinke gern ein Gläschen Rotwein zum Essen, aber ich würde mich vor dem zweiten und dritten sehr hüten, ich habe mir eine natürliche Bremse eingebaut.

Hell: Man könnte jetzt spekulieren, ob das Aushalten der Depressionen und den Umgang, den Sie mit dieser Depressivität im Leben suchen, nicht eine achtbare Möglichkeit ist, anders als mit Alkohol Probleme zu lösen. Zur Zeit scheint klar: Wenn etwas vererbt ist, dann ist es nicht die Depression als solche, sondern das erhöhte Risiko, depressiv zu reagieren. Die Vorstellung, eine in Phasen ablaufende Krankheit werde vererbt, ist in dieser Form nicht richtig und gefährlich. Das einzige, das man aufgrund von Adoptiv- und

Zwillingsstudien sagen kann, ist, daß eine bestimmte Bevölkerungsgruppe ein größeres Risiko läuft, depressiv zu reagieren.

Rüffer: Es ist also ein Art Veranlagung?

Josuran: Eine Disposition.

Rüffer: Wenn die Aussage so klar ist, daß es wirklich nur die Veranlagung ist, die vererbt wird, und die entscheidenden Ereignisse, die Lebensentwicklung, die Denkstrukturen usw. die viel größere Rolle spielen als diese Veranlagung, dann ist doch vielen Menschen geholfen.

Hell: Hinzu kommt, daß es eine ganz zentrale Rolle spielt, wie wir mit dem depressiven Geschehen umgehen, auch vor unseren Kindern. Wenn ein Kind lernt, da gibt es etwas, aber man kann damit umgehen, dann ist das völlig etwas anderes, als wenn ein Kind ständig einer hoffnungslosen Situation, die vielleicht überhaupt nichts mit Depression zu tun hat, ausgeliefert ist.

Hoehne: Ich habe meinem Sohn nie gesagt, »es ist nichts«, ich habe zu einem gewissen Zeitpunkt gesagt, ich habe Angstzustände, aber das hat mit Dir nichts zu tun. Ich habe das Gefühl, es ist für ihn keine Bedrohung gewesen und das hatte sehr wohl auch damit zu tun, wie ich damit umgegangen bin. Ich bin – fast! – sicher, er wird nie Depressionen bekommen. Er hat so viel gelernt, wie man damit umgehen und trotzdem weiterleben kann. Ich denke, er hat immer daran geglaubt, daß ich da wieder herauskomme, auch wenn ich selber nicht daran glaubte. Vielleicht hat diese Erfahrung, jetzt geht es ihr wieder prima, ihm eine Sicherheit gegeben und vielleicht kann ich sogar von seiner Sicherheit lernen.

Rüffer: Wie kann man Betroffene am besten unterstützen? Vor allem als außenstehende Angehörige, die ja auch einem ungeheuren Belastungsdruck ausgesetzt sind, gilt es doch vor allen Dingen, dabeizubleiben und nicht aufzugeben, also den anderen nicht noch mehr in diese Hoffnungslosigkeit hineinzustürzen.

Hell: Ich würde das genauso formulieren. Depression ist nicht ansteckend, aber die Hoffnungslosigkeit, die Unansprechbarkeit, der Mangel an Emotionalität löst natürlich beim Gegenüber Stimmungen aus, die auch nicht blendend sind. Deshalb finde ich das, was Sie sagen, entscheidend und wichtig. Immer wieder versuchen, nicht auch noch ins depressive System zu fallen und hoffnungslos zu werden und alles pessimistisch zu sehen, sondern möglichst versuchen, den eigenen Lebensrhythmus beizubehalten und Hoffnungsträger zu bleiben, wenn der schwer Depressive das selber nicht mehr kann.

Josuran: Ohne Absicht, ohne daß etwas geschehen muß.

Rüffer: Nun zu einem gesellschaftlichen Problem: Einen depressiven Menschen darf man nicht verlassen. Doch was tut man, wenn die Gefühle einfach nicht mehr vorhanden sind? Depression hin oder her, wie verläßt man einen depressiven Menschen anständig?

Hell: Es ist sehr schwierig, einen depressiven Menschen zu verlassen, und noch schwieriger, ihn anständig zu verlassen. Wenn sich Depressionen sehr lange hinziehen und sehr schwer sind, können sich Partner nicht mehr in der Lage fühlen, ständig präsent zu sein, sich emotional einzulassen und die Fackel hochzuhalten. Dann kommt es zu Trennungen, oft zuerst versteckter Art, was manchmal schlimmer ist als eine offen deklarierte Trennung. Meist geschieht dies, wenn schon vor Auftreten der Depressionen Konflikte oder Ambivalenzen, wenn nicht sogar Trennungsdrohungen vorhanden waren. Deshalb die Frage: Ist die einzig richtige Lösung immer das Zusammenleben? Eine Depression kann durch Beziehungsspannungen auch unterhalten werden.

Rüffer: Konkret: Darf man einen Depressiven verlassen?

Hell: Darf man? Es ist wieder die Frage der Schuld, die Sie damit ansprechen. Wir haben sie vorher beim Depressiven diskutiert und laufen jetzt Gefahr, sie auf die Betroffenen zu übertragen. Das Aufrechterhalten einer Beziehung darf nicht nur von der Depression abhängig gemacht werden. Aber es ist auch eine Chance für die Entwicklung einer Beziehung, eine Depression durchzutragen. Zudem besteht die realistische Hoffnung, daß nachher das Leben wieder an Farbe gewinnt.

Josuran: Gibt es eigentlich Kulturen, die so gut wie keine Depression kennen? Ich habe ein Interview gemacht mit Rüdiger Dalke, der sagte, er habe eine Zeitlang in Tibet gearbeitet als Arzt. Er stellte die These auf: – ich sage es sehr vereinfacht – Depression, wie sie in der westlichen Welt vorkommt, sei eine ungelöste Todesproblematik. Im Tibet habe er so gut wie keine Depressiven gefunden, weil die einen ganz anderen Umgang mit dem Tod und der Existenz pflegen.

Hell: Ich kann über Tibet keine Auskunft geben. Aber es gibt sehr viele Hinweise, daß sich Häufigkeit und Ausdrucksweise der Depressionen von Kultur zu Kultur sehr stark verändern. Aus Nachbarländern Tibets ist bekannt, daß sich depressive Bilder eher stuporartig oder mitunter auch in Erregungszuständen darstellen. Auch in unserer Kultur war diese Ausdrucksweise der Depression früher häufiger. Man kann daraus den Schluß ziehen, daß die Depression nicht von der Kultur zu trennen ist. Depressionslose Gesellschaften sind mir aber nicht bekannt.

Josuran: Jemand hat bei einem Podiumsgespräch gesagt, daß er jetzt die Medikamente abgesetzt habe, es gehe ihm zwar nicht mehr so gut wie vorher, aber er spüre sich wenigstens wieder. Das ist für mich ein Schlüsselsatz. Ich muß ehrlich sagen, wenn ich vergleiche, wie es mir heute ohne Medikamente geht und vorher mit Medikamenten, habe ich zwar wieder so schleichende Phasen, aber es ist tatsächlich so, daß ich die ganze Bandbreite des Lebens wieder erleben kann. Das möchte ich nicht mehr missen.

Hell: Was im ganzen Medienrummel über antidepressive Therapien viel zu kurz kommt, ist meines Erachtens die Vielschichtigkeit der antidepressiven Behandlung. Antidepressiva können zu einer Einengung der Bandbreite des Erlebens führen, wie Sie eindrücklich schildern. Andererseits: Wenn jemand depressiv erstarrt ist und mittels eines Antidepressivum aus dieser Starrheit herauskommt, dann gewinnt er eine größere Bandbreite seines Erlebens. Was bisher auch zu kurz kommt, ist, daß Antidepressiva sehr sorgfältig abgesetzt werden müssen, weil sonst das Risiko einer erneuten Depression erhöht ist. Längerer Antidepressiva-Gebrauch führt zu einer Veränderung der Rezeptorempfindlichkeit. Wenn das Medikament abrupt abgesetzt wird, reagieren die Rezeptoren hoch empfindlich. Es wird immer klarer, daß es halt doch Absetzsymptome (ein sog. Diskontinuitätssyndrom) gibt.

EQUILIBRIUM hilft weiter

Der Verein EQUILIBRIUM zur Bewältigung von Depressionen wurde 1994 in Zug/Schweiz gegründet und zählt heute ca. 700 Mitglieder. Die Mitglieder setzen sich aus Menschen zusammen, die ein spezielles Interesse an Depressionen haben: sei es durch eigene Betroffenheit oder als Angehörige von Betroffenen, sei es durch Beziehungen mit Betroffenen am Arbeitsplatz, als Freunde oder auch ganz einfach aus Interesse.

Der Name *EQUILIBRIUM* ist eine Abwandlung vom lateinischen Aequilibrium, das für Gleichgewicht steht; er versinnbildlicht das Problem der fehlenden Ausgewogenheit bei Menschen, die an und unter Depressionen leiden.

EQUILIBRIUM leistet wertvolle Arbeit zur Entstigmatisierung dieser Krankheit und der von ihr betroffenen Menschen. Der Verein engagiert sich für eine moderne Psychiatrie, in der die klassischen medizinischen wie auch die sogenannten alternativen Therapien ihren Platz haben. Der Verein organisiert Treffen, Seminare, öffentliche Vorträge, Workshops, Veranstaltungen, Benefiz-Anlässe, Ferien-Wochen und Picknicks sowie einmal jährlich eine Jahresversammlung.

Seit der Gründung des Vereins hat sich in der ganzen Schweiz ein Netz von über 50 regionalen Selbsthilfegruppen entwickelt, bei denen Betroffene und Angehörige Unterstützung finden. Die Adressen sind über das Zentralsekretariat erhältlich.

In Europa gibt es seit 1997 eine Vereinigung von Patientenorganisationen, »Global Alliance for Mental Illness Advocacy Networks«, die sich aus 24 Organisationen zusammensetzt. Sie heißt kurz »GAMIAN Europe«, und Adressen werden auf Anfrage durch John Kummer (Präsident EQUILIBRIUM) gerne vermittelt.

Verein EQUILIBRIUM
Sekretariat
Neugasse 4/Postfach 4819
CH-6304 Zug
Telefon: ++41/41/728 71 69, Telefax: ++41/41/728 71 66
e-mail: mzwicky ©compuserve.com

GAMIAN Europe
via John P. Kummer, Vorstandsmitglied
Zimmerstrasse 48
CH-6314 Unterägeri
Telefon: ++41/41/750 00 04, Telefax: ++41/41/750 02 45
e-mail: john @jpkummer.com

Depressionen und das Spektrum der Pharmakologie

Wirksame Medikamente sind ein wesentlicher Bestandteil der modernen Medizin. Handelt es sich allerdings um psychische Erkrankungen, ist seitens der Patientinnen und Patienten oft ein Widerstand gegen die Einnahme zu verzeichnen. Dieser resultiert vorwiegend aus den Nebenwirkungen, die diese Präparate verursachen.

Frau Dr. Maja Steigmeier, bei Lundbeck zuständig für den medizinisch-wissenschaftlichen Bereich, gibt Antworten auf Fragen, die von vielen Betroffenen immer wieder gestellt werden.

1. **Was sind die Hauptziele bei der Entwicklung neuer Antidepressiva?**

   Diese kann man klar formulieren:
   1. rascherer Wirkungseintritt
   2. weniger Nebenwirkungen (vor allem bei Langzeitbehandlungen)
   3. bessere Wirksamkeit

2. **Wie kommt es zu den am meisten beklagten Nebenwirkungen (Libido-Verlust, sich nicht mehr sich selbst fühlen, etc.)**

   Bei den alten trizyklischen Antidepressiva (TCA) waren andere Nebenwirkungen viel stärker im Vordergrund (anticholinerge Nebenwirkungen wie Mundtrockenheit,

Verstopfung, verschwommenes Sehen, kardiale Nebenwirkungen, etc.).

Dank der Einführung der neuen, besser verträglichen Antidepressiva (SSRI, Selective Serotonine Reuptake Inhibitor) wurden Nebenwirkungen wie z. B. Libido-Verlust erst recht bewußt. Den Grund für den Libido-Verlust kennen wir nicht. Bei den TCA tritt diese Nebenwirkung seltener auf. Eine mögliche Erklärung liegt in der besseren Verträglichkeit der modernen Antidepressiva: So wird auch die Compliance verbessert, durch die Langzeitbehandlungen kommen dann die oben erwähnten Nebenwirkungen zum Tragen.

Die Sicherheit ist aber der zentrale Punkt: Die SSRI sind nicht kardiotoxisch und bieten so ein hohes Maß an Sicherheit bei Überdosierungen.

Die häufigsten Nebenwirkungen der SSRI sind:

Nausea (Erbrechen)	15–30%
Kopfweh	20–30%
Mundtrockenheit	10–20%
Schlafstörungen	10–20%
etc.	
Libidoverminderung	2–5%

2. Warum kann man diese Nebenwirkungen nicht ausschalten?

Den Wirkungsmechanismus kennt man nicht genau. Mit der Suche nach neueren Medikamenten versucht man, diese Einschränkungen auszumerzen.

3. Wie hat man früher, vor Entdeckung der Antidepressiva, Depressionen behandelt?

Die antike Heilkunst wurde als Humoralmedizin bezeichnet. Dieser Krankheitslehre zufolge machen vier Säfte die Grundbestandteile des Organismus aus: Blut, Schleim, schwarze und gelbe Galle. Der seelische Typus des Menschen wird durch das Verhältnis dieser Säfte zueinander festgelegt. Die schwarze Galle galt als Ursache der Melancholie. Die Beziehung zwischen Galle und Wahnsinn wurde bis 1850 ernst genommen.

Im 19. Jahrhundert wurden heftige Auseinandersetzungen ausgetragen: Für die Psychiker erkrankte die Seele selbst, körperliche Veränderungen waren Sekundärerscheinungen. Ursache der Seelenstörungen seien Sünde, moralische Schuld und Wucherung der Leidenschaft. Die Somatiker dagegen begriffen psychische Erkrankungen als Folge von Körperstörungen, die es der unsterblichen Seele unmöglich machen, sich in ihrer Vollkommenheit zu äußern – Geisteskrankheit also als biologisches Defizit.

Im Mittelalter wurden warme Bäder und Schwitzkuren angewandt, zu Anfang des 18. Jahrhunderts kaltes Wasser, Eis und Schnee. 1826 wurde die erste Kaltwasserheilanstalt eingerichtet. Allgemein wurden im 19. Jahrhundert kalte und warme Bäder mit oder ohne Zusatz heilsamer Substanzen empfohlen. Andere Methoden bestanden in einem Übergießungsbad oder auch Überraschungsbädern, Spritzbädern und Tauchbädern bis zum Sauerstoffmangel. Schock und Schreck sollten Heilung bringen.

Im 20. Jahrhundert galt die Opiumkur mit auf- und absteigenden Dosen schlechthin als die Behandlung depressiv Erkrankter. 1952 wurde das erste Neuroleptikum eingesetzt: das Chlorpromazin. Die Psychiater stürzten sich darauf wie auch die pharmazeutische Industrie. Seither wurden eine lange Reihe von Neuroleptika erzeugt.

4. Wie muß man sich als Laie eine Depression aus wissenschaftlicher Sicht vorstellen, was passiert dabei im Gehirn?

Das verdeutlicht die nachstehende Zeichnung sehr gut:

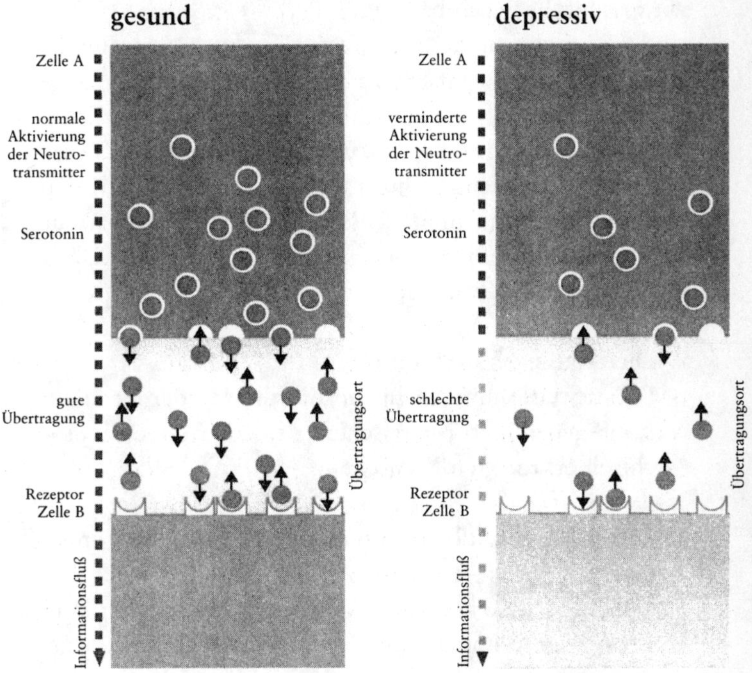

5. Ist es überhaupt sinnvoll, jegliche Stimmungsschwankung medikamentös zu behandeln?

Wenn eine Stimmungsschwankung in eine Depression mündet, sollte diese behandelt werden.

Wenn jedoch keine klinische Depression diagnostiziert ist, sind keine Medikamente erforderlich.

6. Arbeiten Sie bei der Entwicklung von Antidepressiva mit Forschern anderer Disziplinen zusammen?

Die Zusammenarbeit ist sehr intensiv:

– Das Wissen der gesamten ZNS (Zentrales Nerven-System)-Forschung wird berücksichtigt. Die Neurobiologie wird ebenfalls miteinbezogen.

– An internationalen Kongressen findet ein reger wissenschaftlicher Austausch statt.

7. Welchen Beitrag leisten Sie zur Ent-Tabuisierung?

Da unser Unternehmen juristisch gesehen eine Stiftung ist, steht uns eine breite Palette an Möglichkeiten zur Verfügung, die keine kommerziellen Ziele erfüllen. Dazu gehören vier Programme:

1. Die Stigma-Null-Studie

   Diese Studie untersucht die Einstellung der Bevölkerung gegenüber psychischen Krankheiten und psychisch erkrankten Menschen.

2. Das LIPI (Lundbeck International Psychiatry Institute)

   Das LIPI ist ein wissenschaftliches Institut, an dem Lehrgänge, Seminare und Symposien abgehalten werden. Alle Veranstaltungen dienen dem Ziel, die Lebensqualität von Patienten mit Erkrankungen des ZNS (Zentrales Nerven System) zu verbessern.

3. DepRelief-Programm

   Hierbei handelt es sich um einen Lehrgang, der die allgemeine Kenntnis und das Erkennen von Depressionen verbessert,

4. EQUILIBRIUM
Wer kennt die ganze Breite der Auswirkungen von Depressionen besser als die Betroffenen? Deshalb unterstützen wir den Verein »EQUILIBRIUM«, der die Dachorganisation aller Selbsthilfegruppen in der Schweiz bildet, engagiert und konsequent bei der Erreichung seiner Ziele.

8. **Stellen Sie generell eine Zunahme von Depressionen fest?**
Das kann man nicht generell mit ja oder nein beantworten. Vielmehr ist es so, daß in der modernen Diagnostik ständig Fortschritte gemacht werden, und ein wesentliches Element ist auch die Verbesserung der Diagnose; man »entdeckt« mehr Depressionen. Außerdem führt die Ent-Tabuisierung dazu, daß sich mehr Menschen zu ihrer Depression bekennen. Das zunehmende Alter der Bevölkerung wie auch die Verschlechterung des sozialen/wirtschaftlichen Umfeldes (Arbeitslosigkeit etc.) begünstigen eine Depression.

Lundbeck International Psychiatric Institute

Als Spezialist in Sachen Psychiatrie betrachtet Lundbeck es als seine Aufgabe, zur Verbreitung der neusten Erkenntnisse über verschiedene psychische Erkrankungen und Therapieansätze beizutragen. Darum hat der Konzern 1996 beschlossen, die Lundbeck International Neuroscience Foundation zu gründen. Diese Stiftung sorgt dafür, daß die Aktivitäten des Lundbeck International Psychiatric Institute therapieorientiert, produkteunabhängig und von hoher wissenschaftlicher Qualität sind.

Umfangreiche Umfragen unter europäischen Psychiatern haben ergeben, daß es großen Bedarf für ein unabhängiges Forum gibt, wo die neuesten Forschungsergebnisse diskutiert werden und ein gewisser Konsens über die bestmöglichen Therapien erreicht werden kann.

Auf der Grundlage dieser Umfragen hat H. Lundbeck A/S 1997 die Rahmenbedingungen für ein solches Forum geschaffen. Ziel ist es, die Lebensqualität von Patienten mit Erkrankungen des Zentralnervensystems (ZNS) zu verbessern. Das Lundbeck International Psychiatric Institute (meistens nur »das Institut« genannt) wurde gegründet, um dieses Ziel zu erreichen.

1997 hat das Institut objektive Lehrgänge, Symposien und Seminare zu spezifischen psychischen Erkrankungen entwickelt und durchgeführt. Unter anderem wurden sieben Lehrgänge für den Bereich Schizophrenie veranstaltet. Die Aktivitäten des Instituts richten sich an Spezialisten überall auf der Welt und wurden bisher sehr positiv aufgenommen. Demnächst wird auch der Bereich Neurologie berücksichtigt.

Ein unabhängiges wissenschaftliches Forum

Das Institut entwickelt objektive Lehrgänge, hält Seminare, Konsenstreffen und Symposien ab und entwickelt Lehrhilfen. Um die Unabhängigkeit von Lundbecks wirtschaftlichen

Interessen zu gewährleisten, überwacht ein Fakultätsbeirat aus führenden Experten auf den Gebieten Depressionen und Schizophrenie die Aktivitäten des Instituts.

Gegenwärtig besteht die Fakultät der Lundbeck International Neuroscience Foundation aus 67 international anerkannten Psychiatern – Experten, die das Institut als einzigartige Möglichkeit zur Herstellung eines weltweiten Konsenses für die Diagnose und Behandlung von psychischen Störungen betrachten. Sie beraten hinsichtlich der wissenschaftlichen Themen und garantieren für die Qualität des Materials, das das Institut produziert. Alle Aktivitäten werden geprüft, so daß sie sich für den wissenschaftlichen Inhalt verbürgen können.

Wissenschaftliche Seminare

Die hauptsächliche Tätigkeit des Instituts besteht darin, Seminare zu entwickeln und durchzuführen. Ärzte aus der ganzen Welt treffen sich bei diesen Seminaren und versuchen, sich über Diagnose, Behandlung und Schulung der Patienten und ihrer Familien und Qualitätsmanagement innerhalb der psychiatrischen Behandlung einig zu werden. Jedes Seminar konzentriert sich auf bestimmte Erkrankungen des Zentralnervensystems, der Inhalt basiert auf den neuesten wissenschaftlichen Daten, und die Teilnehmer sind führende Psychiater und praktische Ärzte mit sehr unterschiedlichem kulturellem und sozialem Hintergrund.

Dadurch sind die Seminare internationale Foren, in denen die Teilnehmer praktische Erfahrungen austauschen und diskutieren.

Lehrgänge: Depressionen

Daten der WHO (Weltgesundheitsorganisation) zeigen, daß Depressionen weltweit betrachtet einer der wichtigsten Gründe für Arbeitsunfähigkeit sind. Schätzungen sprechen von über 50 Millionen Menschen, die an dieser ernsten

Krankheit leiden. Doch obwohl nach Angaben der WHO 10% der Bevölkerung an Depressionen leiden (die Zahl ist bei älteren Menschen noch höher), werden nur 5% korrekt diagnostiziert, und nur 3% werden behandelt – und dann auch nur über kürzere Zeiträume als von der WHO empfohlen.

Der Lehrgang DepRelief soll in erster Linie die allgemeine Kenntnis und das Erkennen von Depressionen verbessern. Die Diagnose muß verbessert und die Behandlung gemäß den WHO-Richtlinien ausgeweitet werden.

DepRelief ist auch als interaktives Programm auf CD-ROM erhältlich. Das besondere Augenmerk richtet sich auf die Behandlung von Depressionen bei älteren Menschen, da sich herausgestellt hat, daß in diesem Bereich großer Handlungsbedarf besteht.

Das Lundbeck International Psychiatric Institute hat eine ganze Menge von Projekten und Aktivitäten in Arbeit. Sie alle sind Ausdruck unserer Anstrengungen, unserer Maxime gerecht zu werden: die Lebensqualität von Patienten mit Erkrankungen des Zentralnervensystems zu verbessern.

Lundbeck

Danksagung

An erster Stelle will ich meinem Sohn Oliver danken, meinen Verwandten Elio und Maria Rosa Vitale, John Geissler, Helen Matthäus, Helen Gysel, Ruth Liechti, Kerstin Müller, Maria Gabriella de Montis, Marianne Weber, Ingrid und Dieter Franke, Familie Blaser und Cäcilia Wameling-Richon für ihre lange Freundschaft.

Peter Danzeisen und Andreas Feurer dafür, daß sie mir auch in den schlechtesten Zeiten Mut gaben, indem sie mir Projekte anvertrauten. Unter meinen vielen Therapeuten will ich im speziellen Dr. Andreas Bückert, Maja Gerber, Jean-Dominique Belloc, Anne-Marie Felber, Dr. Lilian Jaeggi, Marianne Calderara, Hamid Montakab und Pater Franz-Toni hervorheben, die über viele Jahre mit Geduld und Weisheit für mich da waren.

Und schließlich will ich einen ganz besonderen Dank unserer Herausgeberin, Anne Rüffer, aussprechen, die sich mit unglaublichem Einsatz und viel Herzblut für dieses Buch eingesetzt hat. Und natürlich danke ich Dir, Ruedi: Es war wunderbar, mit Dir zusammenzuarbeiten!

Verena Hoehne

Auch ich möchte mich bedanken, bei meiner Familie – meiner Frau und meinen beiden Kindern Daniela und Marco. Danken möchte ich auch meinem Vater Albert.

Ein besonderer Dank gilt meinen Kolleginnen und Kollegen von Schweizer *Radio DRS 1* im 2. Stock in Zürich, sowie meinen ehemaligen Kolleginnen und Kollegen von *Radio 24*, insbesondere Roger Schawinski. Ganz zum Schluß, deswegen nicht weniger herzlich: liebe Verena, liebe Anne – es war eine wichtige Arbeit und eine großartige Zusammenarbeit. Danke!

Ruedi Josuran

Literatur-Hinweise

Anderegg, Erwin: Zeichen im Dunkel, Friedrich Reinhardt Verlag
Cameron, Julia: Der Weg des Künstlers, Knaur
Estes, Clarissa Pinkola: Die Wolfsfrau, Heyne
Ferrucci, Piero: Unermesslicher Reichtum, rororo
Gibran, Khalil: Der Prophet, Walter
Guardini, Romano: Vom Sinn der Schwermut, Matthias Grünewald-Verlag
Hanh, Thich Nhat: Ich pflanz ein Lächeln, Goldmann
Hell, Daniel: Welchen Sinn macht Depression? – Ein integrativer Ansatz, Rowohlt
Herrigel, Eugen: Zen in der Kunst des Bogenschiessens, Otto Wilhelm Barth
Kopp, Sheldon B.: Triffst du Buddha unterwegs…, Fischer
Lindbergh, Anne Morrow: Muscheln in meiner Hand, Piper
Shalev, Meir: Judiths Liebe, Diogenes
Siegel, Bernie: Prognose Hoffnung, Econ
Völker, Ludwig: Komm, heilige Melancholie, Reclam
Wander, Maxie: Leben wär eine prima Alternative, dtv
Woggon, Brigitte: Ich kann nicht wollen!, Hans Huber-Verlag

Haffmans Sachbuch Verlag

Ebo Aebischer-Crettol
Aus zwei Booten wird ein Floß
Suizid und Todessehnsucht: Erklärungsmodelle, Prävention und Begleitung

Ruedi Josuran / Verena Hoehne / Daniel Hell
Mittendrin und nicht dabei
Mit Depressionen leben lernen

Karen Bischof / Serafin Beer
Auch kleine Schritte führen weiter
Multiple Sklerose – die unfaßbare Krankheit

Michael Lohmann / Andrea Jox
Das Jahr, in dem ich nur spazieren ging
Diagnose Krebs: Ein Überlebensbericht

Peter Holenstein
Die Innenseite der Schuld
Alkoholismus: Einstieg, Abstieg, Ausstieg

Karen Bischof / Hans-Jörg Senn
Krebs-Gang! Zwei Schritte vor, einer zurück
Brustkrebs: Der lange Weg ins Leben

Margrit Sprecher
Leben und Sterben im Todestrakt

Liliana Heimberg / Yvonne-Denise Köchli
Muttermilch auf seinem Laptop

Frank Lisson
Kein Tag, den nicht die Nacht gebar
Philosophische Wanderbewegungen

Christoph Dejung und seine Schülerinnen und Schüler
Ist es an der Zeit, eine Entscheidung zu treffen?
Philosophische Briefe

Wolfram Knorr
Monster, Movies, Macht und Massen
Amerikanische Kultur: 200 Jahre Lust und Last